Paleo errezetak

Zure familia hunkitzeko eta pisua galtzeko errezeta zoragarriak

Diego Zubizarreta

Laburpen

Saiheski ketua sagar saltsarekin eta mostazarekin 9
Urratua 9
saltsa 9
Txerri saiheskia parrillan labean anana freskoarekin 12
Txerri goulash pikantea 14
goulash 14
Aza   14
Italian Marinara Txistorra Albondigak mihilu xerratan eta tipula frijituarekin 16
albondigak 16
Marinara 16
Txerri kalabazin beteak albahaka eta pinaziekin 18
Curry eta anana txerri purearen ontziak koko esnearekin eta belarrekin 20
Txerri txerri pikanteak plantxan pepino entsalada pikantearekin 22
Kalabazina pizza eguzkitan lehortutako tomate pestoarekin, piper gozoarekin eta txistorra italiarrarekin 24
Arkume hanka ketua limoiarekin eta martorri zainzuri plantxan 27
Arkume gisatua apioa erroko espagetiarekin 30
Frantziako arkume txuletak granada eta datilekin 32
chutney 32
Arkume txuletak 32
Chimichurri bildots txuletak Radicchio zoparekin 34
Arkume txuletak antxoarekin eta salbia patata gozoarekin eta azenario ricotarekin igurtziak 36
Arkume txuletak txalota, menda eta oreganoAREKIN 38
arkumea 38
entsalada 38
Lorategiko arkume hanburgesa piper gorri coulisarekin 40
Piper gorri coulis 40
Hanburgesa 40
Arkume Pintxoak Oregano BikoitzAREKIN Tzatziki Saltsarekin 43
Arkume pintxoak 43
Greziako Tzatziki Saltsa 43

Oilasko frijitua azafraiarekin eta limoiarekin 45

Spatchcockcock oilaskoa Jicama Slawarekin 47

Oilaskoa 47

Slaw 47

Labean egindako oilaskoa vodka, azenario eta tomate saltsarekin 50

Poulet Rôti eta Rutabaga Frites 52

Coq au Vin hiru perretxikoekin tipulina rutabaga purearekin 54

Melokotoi brandy glaseatuak 56

Mertxika brandy glazea 56

Txilen marinatutako oilaskoa mango eta meloi entsaladarekin 58

Oilaskoa 58

entsalada 58

Tandoori Oilasko Hankak Pepino Raitarekin 61

Oilaskoa 61

Raita pepinoa 61

Curry oilasko gisatua sustrai barazkiak, zainzuriak eta sagar berdeak eta menda saltsarekin 63

Oilasko erretako entsalada mugurdiarekin, erremolatxarekin eta almendra errearekin 65

Oilasko bularkia brokoliz eta rabeaz betea tomate saltsarekin eta Caesar entsaladarekin 68

Oilasko erretako shawarma erroiluak barazki pikanteekin eta pinazi saltsarekin .. 70

Labean erretako oilasko bularkia perretxikoekin, baratxuri-azalorea txikituta eta zainzuri errearekin 72

Thai oilasko zopa 74

Oilasko frijitua limoiarekin eta salbia eskarolarekin 76

Oilaskoa tipula, berro eta errefautxoekin 79

Oilaskoa Tikka Masala 81

Ras el Hanout oilasko platerak 84

Star Fruit adobo oilasko hankak espinakak frijituekin 86

Oilasko eta Poblano Aza Tacos Txile Maionesarekin 88

Oilasko gisatua azenario txikiarekin eta Txinako azarekin 90

Oilaskoa anaardoekin eta piper frijitua entsalada paperarekin 92

Oilasko vietnamdar kokoarekin eta limoi-belarrarekin 94

Oilasko plantxan eta sagar eskarola entsalada 97

Toskanako oilasko zopa aza beltz-zerrendekin 99

Oilasko Larb 101
Oilasko hanburgesa Szechwan anaardo saltsarekin 103
Szechwan anaardo saltsa 103
Turkiako oilasko bilgarria 105
Espainiako Kornualles Oiloak 107
Kornualles oilaskoak pistatxo eta txupinazoarekin, abrikot eta mihilu entsaladarekin 109
Indioilar errea baratxuri sustrai purearekin 112
Indioilar bularkia pesto eta txupinazo entsaladaz betea 115
Indioilar bularkia gerezi barbakoa saltsarekin 117
Indioilar xerra ardotan frijitua 119
Indioilar bularki frijitua tipulin ganba saltsarekin 122
Indioilar hankak erro barazkiekin 124
Indioilar belar-opila tomate saltsarekin eta aza errearekin 126
Turkia Posole 128
Oilasko hezur-salda 130
Harissa izokin berdea 133
Izokina 133
Harissa 133
Ekilore haziak espeziak 133
entsalada 134
Izokina plantxan alkatxofa marinatutako entsaladarekin 137
Txileko salbia izokina plantxan tomate saltsa berdearekin 139
Izokina 139
Tomate saltsa berdea 139
Izokin errea eta zainzuriak papillotean limoi eta hur pestoarekin 142
Izokin ondua perretxikoekin eta sagar saltsarekin igurtzitakoa 144
Mihia Papillotean Julienne barazkiekin 147
Arrain-takoak txupinazo pestoarekin eta limoi krema ketua 149
Zola almendra azal batean 151
Bakailao eta kalabazin erretako paketeak mango eta albahaka saltsarekin 153
Bakailaoa Rieslingan Pesto betetako tomatearekin 155
Bakailaoa plantxan pistatxo azalean eta martorria patata purearen gainean 157
Bakailaoa erromeroarekin eta mandarinak brokoli errearekin 159
Bakailao entsalada alaitua errefau eskabekin 161

Hadock errea limoi eta mihiluarekin 163
Snapper pecan lurrazalean Remoulade eta Okra eta Cajun Tomateekin 165
Hegaluze tartada estragoiarekin aguakatearekin eta limoi aïoliarekin 168
Tagine baxu marraduna 171
Halibut ganba eta baratxuri saltsan Soffrito kalearekin 173
Bouillabaisse itsaskiarekin 175
Ganba-ceviche klasikoa 177
Koko azaleko ganbak eta espinakak entsalada 180
Ganba-ceviche eta bieira tropikalak 182
Jamaikako ganbak aguakate olioarekin 184
Otarrainxka espinaka zimelekin eta erraditxoarekin 185
Karramarro entsalada aguakatearekin, pomeloarekin eta jicamarekin 187
Egosi cajun otarrainaren buztana estragoi aioliarekin 189
Muskuilu patatak azafrai aioliarekin 191
Patata frijituak 191
Azafraiaren aïolia 191
Muskuilu urdina 191
Bieira frijituak erremolatxa saltsarekin 194
Vieira plantxan pepino eta aneta saltsarekin 197
Bieira frijituak tomatearekin, oliba olioarekin eta belar saltsarekin 199
Bieira eta saltsa 199
entsalada 199
Kumino-azalore errea mihiluarekin eta udaberriko tipularekin 201
Tomate eta berenjena saltsa aberatsa kalabaza espagetiarekin 203
Ozpinetako Portobello erara perretxikoak 205
Radicchio errea 207
Mihilu errea laranja ozpinarekin 208
Punjabi estiloko Savoy aza 211
Kanela errea Butternut Squash 213

SAIHESKI KETUA SAGAR SALTSAREKIN ETA MOSTAZAREKIN

BUSTIA:1 atseden ordua: 15 minutu erretzea: 4 ordu sukaldaritza: 20 minutu egosketa: 4 anoaIRUDIA

ZAPORE ABERATSA ETA HARAGI TESTURAKEZTUTAKO SAIHETSEK ZERBAIT FRESKOA ETA KURRUSKARIA BEHAR DUTE HORREKIN BATERA. IA EDOZEIN KLIK EGINGO DU, BAINA MIHILUAREN KLIKA (IKUSERREZETAETA IRUDIANHEMEN), BEREZIKI ONA DA.

URRATUA
8 eta 10 sagar edo intxaur egur zati

Txerri solomo txuletak 3 eta 3 ½ kilo

¼ Kopako espezia ketua (ikuserrezeta)

SALTSA
1 sagar egosi ertainekoa, zurituta, muina eta xerra finetan moztuta

¼ Kopako tipula txikitua

¼ edalontzi ur

¼ Kopako sagar sagardo ozpina

2 koilarakada Dijon mostaza (ikuserrezeta)

2-3 koilarakada ur

1. Gutxienez ordu 1 erre baino lehen, busti egur zatiak estaltzeko ur nahikoa. Xukatu erabili aurretik. Moztu ikus daitekeen gantz saihetsetatik. Beharrezkoa izanez gero, kendu mintz mehea saihetsen atzealdetik. Jarri txuletak zartagin handi eta sakonean. hautsztatu espeziak uniformeki; hatzekin igurtzi. Utzi atseden girotenperaturan 15 minutuz.

2. Jarri aldez aurretik berotutako ikatzak, xukatutako ezpalak eta ur-ontzia erregailuan fabrikatzailearen argibideen

arabera. Bota ura zartaginera. Antolatu saihetsak, hezur-aldetik behera, ur zartaginaren gainean alanbre-euskarri batean. (Edo saiheskiak alanbre baten gainean jarri; saihets-parrilla alanbrearen gainean jarri.) Estali eta erre 2 orduz. Mantendu 225 °F inguruko tenperatura erretzailean erretze-prozesu osoan. Gehitu ikatz eta ur gehiago tenperatura eta hezetasuna mantentzeko.

3. Bitartean, mop saltsarentzat, konbinatu sagar xerrak, tipula eta ¼ kopa ur kazola txiki batean. Ekarri irakiten; sukarra murriztu. Egosi estalita 10-12 minutuz edo sagar xerrak oso bigun egon arte, noizean behin irabiatuz. Hoztu pixka bat; transferitu zuritu gabeko sagarra eta tipula elikagai-prozesadore edo irabiagailu batera. Estali eta nahastu edo nahastu leuna izan arte. Itzuli bira eltzera. Nahastu ozpina eta Dijon mostaza. Su ertainean egosi 5 minutuz, noizean behin irabiatuz. Gehitu 2-3 koilarakada ur (edo gehiago behar izanez gero) saltsa ozpin-ozpin bat bezala egiteko. Banatu saltsa hiru zatitan.

4. 2 ordu igaro ondoren, garbitu saiheskiak mop saltsaren heren batekin. Estali eta erre ordu 1 gehiago. Eskuila berriro fregon saltsaren beste heren batekin. Itzulbi ezazu saihets-lauza bakoitza aluminiozko paper astunean eta itzuli saiheskiak erretzaileari, behar izanez gero bata bestearen gainean pilatuz. Estali eta erre 1 eta 1,5 ordu gehiagoz edo saiheskiak samurrak egon arte. *

5. Saiheskia baztertu eta fregona saltsaren gainerako herenaz brotxa. Ebaki saihetsak hezurren artean zerbitzatzeko.

*Aholkua: saiheskiak samurtasuna probatzeko, kendu arretaz papera saihets-plater batetik. Jaso platera pintzaz, platera plateraren goiko laurdenaren kontra eutsiz. Saihetsak buelta eman, alde mamitsua behera begira egon dadin. Saihetsak bigunak badira, harlauza harrapatzen duzunean hasi beharko litzateke. Ez bada samurra, berriro bildu aluminiozko paperean eta jarraitu saiheskiak erretzen bigundu arte.

TXERRI SAIHESKIA PARRILLAN LABEAN ANANA FRESKOAREKIN

PRESTAKETA:20 minutu egosketa: 8 minutu egosketa: ordu 1 eta 15 minuturako: 4 anoa

HERRIKO ESTILOKO TXERRI TXULETAK HARAGIZKOAK DIRA,MERKEA ETA BEHAR BEZALA MANEIATZEN DENEAN, HALA NOLA, LURRA ETA BARBAKOA SALTSAREN MINDA BATEAN EGOSITA, SAMURRA BIHURTZEN DA ETA URTZEN DA.

2 lb. Country Style Boneless Txerri Saiheskia

¼ koilaratxo piper beltza

1 koilarakada koko olio findu

½ Kopako laranja zuku freskoa

1 1/2 kopa barbakoa saltsa (ikus<u>errezeta</u>)

3 edalontzi aza berdea eta/edo gorri txikitua

1 Kopako azenario txikituta

2 edalontzi fin-fin txikitutako anana

⅓ Kopako zitriko ozpin ozpin distiratsuak (ikus<u>errezeta</u>)

BBQ saltsa (ikus<u>errezeta</u>) (aukerakoa)

1. Berotu labea 350° F-ra. Txerri haragia piperrez hautseztatu. Zartagin handi batean, berotu koko olioa su ertain-altuan. Gehitu txerri saiheskia; egosi 8-10 minutuz edo urrezko marroia arte, uniformeki biraka. Jarri txuletak 3 litroko ontzi angeluzuzen batean.

2. Saltsarako, gehitu laranja zukua zartaginean eta irabiatu urrezko zatiak harrapatzeko. Nahastu 1 1/2 kopa barbakoa saltsa. Bota saltsa saihetsaren gainean. Biratu saiheskiak saltsaz estaltzeko (erabili pastelezko eskuila bat saihets gainean saltsa garbitzeko, behar izanez gero). Estali zartagina ondo aluminiozko paperarekin.

3. Egosi saiheskia 1 orduz. Aluminio papera kendu eta zartagineko saltsarekin saiheskiak garbitu. Egosi 15 minutu inguru gehiago edo saiheskiak samurrak eta urre kolorekoak izan arte eta saltsa apur bat loditu arte.

4. Bitartean, anana entsaladarako, aza, azenarioak, anana eta Zitriko Ozpin Ozpin Distiratsua batera bota. Estali eta hozkailuan zerbitzatzeko prest egon arte.

5. Saiheskia zerbitzatu entsaladarekin eta, nahi izanez gero, barbakoa saltsa osagarriarekin.

TXERRI GOULASH PIKANTEA

PRESTAKETA:20 minutu egosketa: 40 minutu prestatzeko: 6 anoa

HUNGARIAKO ELTZE HAU ZERBITZATZEN DAPLATER BAKARREKO AZA KURRUSKARI ETA ZIMELDUN OHE BATEAN. KUMINO HAZIAK XEHATU MORTERO BATEAN, BALDIN BADUZU. HALA EZ BADA, ESTUTU SUKALDARIAREN AIZTOAREN ALDE ZABALAREN AZPIAN LABANA LEUNKI SAKATUZ UKABILAREKIN.

GOULASH

1 ½ kilo txerri

2 edalontzi piper gorri, laranja eta/edo horia txikituta

¾ Kopako tipula gorri fin-fin txikituta

1 pipermin gorri fresko txikia, hazia eta fin-fin txikituta (ikus punta)

4 koilarakada espezi ketua (ikus errezeta)

1 koilaratxo kumino haziak, ehoa

¼ koilarakada beheko mejorana edo oreganoa

1 14 ontzako edalontzi gazitu gabeko tomate zatituak, xukatu gabe

2 koilarakada ardo beltz ozpin

1 koilarakada limoi-azala fin-fin txikituta

⅓ Kopako perrexil freskoa txikitua

AZA

2 koilarakada oliba olio

1 tipula ertaina, xerratan

1 aza berde edo gorria, korapilatua eta xerra mehean

1. Gulash-erako, egosi txerrikiak, piperrak eta tipulak holandar labe handi batean 8-10 minutuz su ertain-altuan edo txerrikia arrosa ez den arte eta barazkiak kurruskariak eta kurruskariak izan arte. Aurrera, nahasi. egurrezko koilara batekin haragia apurtzeko. Xukatu koipea. Murriztu beroa baxura; gehitu pipermin gorria,

espezia ketua, kumino haziak eta majorana. Estali eta egosi 10 minutuz. Gehitu xukatu gabeko tomateak eta ozpina. Ekarri irakiten; sukarra murriztu. Egosi, estalita, 20 minutuz.

2. Bitartean, azarako, berotu olioa su ertainean zartagin handi batean. Gehitu tipula eta egosi biguna arte, 2 minutu inguru. Gehitu aza; nahastu konbinatzeko. Murriztu beroa baxura. Egosi 8 minutu inguru edo aza samurra dagoen arte, noizean behin irabiatuz.

3. Zerbitzatzeko, jarri plater batean aza-nahasketa batzuk. Goulash-arekin ezin hobea eta limoi-azala eta perrexilarekin hautseztatuta.

ITALIAN MARINARA TXISTORRA ALBONDIGAK MIHILU XERRATAN ETA TIPULA FRIJITUAREKIN

PRESTAKETA:30 minutu egosketa: 30 minutu egosketa: 40 minutu egosketa: 4 eta 6 anoa

ERREZETA HAU ADIBIDE ARRAROA DABERTSIO FRESKOA BEZAIN ONDO, HOBETO EZ BADA, KONTSERBAKO PRODUKTU BATENA. OSO-OSO HELDUAK DIREN TOMATEAK EZ BADITUZU, EZ DUZU TESTURA ONA LORTUKO TOMATE FRESKOAREKIN TOMATE KONTSERBAREKIN BEZALA. ZIURTATU GATZIK GABEKO ETA, ARE HOBETO, PRODUKTU EKOLOGIKO BAT ERABILTZEN ARI ZARELA.

ALBONDIGAK

2 arrautza handi

½ Kopako almendra irina

8 baratxuri ale, txikituta

6 koilarakada ardo zuri lehorra

1 koilarakada piperrautsa

2 koilarakada piper beltza

1 koilarakada mihilu haziak, arinki xehatuta

1 koilaratxo oregano lehorra, txikituta

1 koilarakada ezkaia lehorra, txikituta

¼ eta ½ koilaratxo piper piper

1 ½ kilo txerri

MARINARA

2 koilarakada oliba olio

2 15 ontzako tomate xehatu gazitu gabe edo 28 ontzako tomate birrindurik gatzik gabeko lata bat

½ Kopako albahaka freskoa txikituta

3 mihilu ertain, erdira zatituta, korapilatuta eta xerra meheetan

1 tipula gozo handi, erdira zatituta eta xerra finetan moztuta

1. Berotu labea 375 °F-ra. Hornitu gozogintzako xafla handi bat pergamino-paperarekin; alde batera uzteko. Ontzi handi batean, irabiatu arrautzak, almendra irina, 6 baratxuri ale, 3 koilarakada ardo, piperrautsa, koilarakada eta erdi piper beltz, mihilu haziak, oreganoa, ezkaia eta piperbeltza. Gehitu txerrikia; ondo nahastu. Osatu txerri nahasketa 1½ hazbeteko albondigak (24 albondiga inguru izan behar dituzu); antolatu geruza bakarrean prestatutako zartaginean. Labean 30 minutu inguru edo pixka bat gorritu arte, egosten zehar behin buelta emanez.

2. Bitartean, marinara saltsarentzat, berotu koilarakada 1 oliba olio 4-6 litro holandar labe batean. Gehitu gainerako 2 baratxuri ale xehatuta; egosi minutu 1 inguru edo gorritzen hasi arte. Azkar gehitu gainerako 3 koilarakada ardo, tomate birrindua eta albahaka. Ekarri irakiten; sukarra murriztu. Egosi, estali gabe, 5 minutuz. Nahastu astiro-astiro egositako albondigak marinara saltsarekin. Estali eta utzi sutan 25-30 minutuz.

3. Bitartean, zartagin handi batean, gainerako koilarakada 1 oliba olioa su ertainean berotu. Gehitu xerratan mihilua eta tipula. Egosi 8-10 minutuz edo bigundu eta apur bat gorritu arte, maiz irabiatuz. Ondu gainerako koilaratxo erdi piper beltzarekin. Zerbitzatu albondigak eta marinara saltsa mihiluaren eta tipula frijituaren gainean.

TXERRI KALABAZIN BETEAK ALBAHAKA ETA PINAZIEKIN

PRESTAKETA:20 minutu egosteko: 22 minutu egosteko: 20 minuturako: 4 anoa

HAURREK GUSTUKO DUTE PLATER DIBERTIGARRI HAU JATEKOTXERRI XEHATU, TOMATE ETA PIPERREZ BETETAKO KUIATXO HUTSAK. NAHI BADUZU, GEHITU 3 KOILARAKADA ALBAHAKA PESTO (IKUSERREZETA) ALBAHAKA, PERREXILA ETA PINAZI FRESKOEN ORDEZ.

- 2 kuiatxo ertain
- 1 koilarakada oliba olio birjina estra
- 12 ontza txerri
- ¾ Kopako tipula txikitua
- 2 baratxuri ale, txikituta
- 1 Kopako tomate txikituta
- ⅔ Kopako piper horia edo laranja fin-fin txikituta
- 1 koilarakada mihilu haziak, arinki xehatuta
- ½ koilaratxo piper gorri txikituta
- ¼ Kopako albahaka freskoa
- 3 koilarakada perrexil freskoa txikituta
- 2 koilarakada pinu, txigortuta (ikuspunta) eta gutxi gorabehera txikituta
- 1 koilaratxo fin-fin txikituta limoi-azala

1. Aurrez berotu labea 350 gradu F-ra. Moztu kalabazinak erditik luzera eta astiro-astiro kendu erdialdea, ¼ hazbeteko oskol bat utziz. Kalabazinaren mamia txikitu eta alde batera utzi. Antolatu kuiatxoaren erdiak, moztuta gora, paperezko plater batean.

2. Betetzeko, oliba olioa berotu zartagin handi batean su ertain-altuan. Gehitu txerrikia; egosi arrosa ez den arte, egurrezko koilara batekin nahastuz haragia apurtzeko.

Xukatu koipea. Murriztu beroa ertaina. Gehitu kalabazinaren mamia, tipula eta baratxuria alde batera utzita; egosi eta irabiatu 8 minutu inguru edo tipula bigundu arte. Gehitu tomateak, piper gozoa, mihilu haziak eta piper gorri txikitua. Egosi 10 minutu inguru edo tomateak bigundu eta lehertzen hasi arte. Kendu zartagina sutik. Gehitu albahaka, perrexila, pinaziak eta limoi-azala. Zatitu betegarria kuiatxo-oskolen artean, arin pilatu.

CURRY ETA ANANA TXERRI PUREAREN ONTZIAK KOKO ESNEAREKIN ETA BELARREKIN

PRESTAKETA:30 minutu egosketa: 15 minutu egosketa: 40 minutu 4 anotarako IRUDIA

1 espageti kalabazin handi
2 koilarakada koko olio findu
1 kilo txerri
2 koilarakada txalota fin-fin txikituta
2 koilarakada limoi freskoa
1 koilarakada jengibre freskoa txikituta
6 baratxuri ale, txikituta
1 koilarakada lemongrass txikituta
1 koilarakada gatzik gabeko Thai estiloko curry hauts
1 Kopako piper gorri txikitua
1 Kopako tipula txikituta
1/2 Kopako azenario kontserbak
1 haurtxo bok choy, xerratan (3 kopa)
1 Kopako xanpain perretxiko fresko xerratan
1 edo 2 thai pipermin, xerra finetan (ikus punta)
1 13,5 ontzako lata koko esne naturala (esaterako, Nature's Way)
½ Kopako oilasko hezur-salda (ikus errezeta) edo gatzik gabeko oilasko salda
¼ Kopako anana-zuku freskoa
3 koilarakada gatzik gabeko anaardo gurina olio gehitu gabe
1 Kopako anana freskoa zatituta
Kare-ontziak
Martorri freskoa, menda eta/edo albahaka thailandiarra
Anaardo erreak txikituta

1. Berotu labea 400º F-ra. Mikrouhineko espagetiak ozpinekin 3 minutuz. Kontu handiz moztu kalabaza erditik luzera eta

kendu haziak. Igurtzi koilarakada 1 koko olio kalabaza moztutako aldeetan. Jarri kalabazaren erdia, moztutako aldeak behera, labeko xafla batean. Labean 40-50 minutuz edo labana batekin zulatzeko erraza izan arte. Sardexka baten puntarekin oskoletatik mamia kendu eta berotu zerbitzatzeko prest egon arte.

2. Bitartean, ontzi ertain batean, konbinatu txerri-haragia, txalota, limoi zukua, jengibrea, baratxuria, limoi-belarra eta curry hautsa; ondo nahastu. Zartagin handi batean, berotu koko olioaren gainerako koilarakada su ertain-altuan. Gehitu txerri nahasketa; egosi arrosa ez den arte, egurrezko koilara batekin nahastuz haragia apurtzeko. Gehitu piper gozoa, tipula eta azenarioa; egosi eta irabiatu 3 minutu inguru edo barazkiak kurruskariak eta samurrak egon arte. Irabiatu bok choy, perretxikoak, pipermina, koko esnea, oilasko hezur-salda, anana zukua eta anaardo gurina. Ekarri irakiten; sukarra murriztu. Gehitu anana; egosi, estali gabe, berotu arte.

3. Zerbitzatzeko, zatitu kalabaza fideoak lau ontzitan. Bota curry ardoa kalabazaren gainean. Zerbitzatu limoi zatiekin, belarrekin eta anaardoekin.

TXERRI TXERRI PIKANTEAK PLANTXAN PEPINO ENTSALADA PIKANTEAREKIN

PRESTAKETA:Parrillan 30 minutuz: 10 minutu atseden hartzen: 10 minutuz: 4 anoa

PEPINO ENTSALADA KURRUSKARIAMENDA FRESKOAREKIN ZAPOREA TXERRI HANBURGESA PIKANTEAREN OSAGARRI FRESKAGARRIA ETA FRESKAGARRIA DA.

- ⅓ Kopako oliba olio
- ¼ Kopako menda freskoa txikituta
- 3 koilarakada ardo zuri ozpin
- 8 baratxuri ale, txikituta
- ¼ koilaratxo piper beltza
- 2 pepino ertain, xerra finetan
- 1 tipula txikia, xerra finetan (½ kopa inguru)
- Txerrikia 1¼ eta 1½ kilo
- 1/4 Kopako cilantro freskoa txikituta
- 1 edo 2 piper jalapeño edo serrano fresko ertain, haziak (nahi izanez gero) eta fin-fin txikituta (ikuspunta)
- 2 piper gozo gorri ertain, haziak eta laurdenak banatuta
- 2 koilarakada oliba olio

1. Irabiatu ⅓ Kopako oliba olioa, menda, ozpina, 2 baratxuri ale xehatuta eta piper beltza ontzi handi batean. Gehitu xerratan pepinoak eta tipula. Nahastu ondo estali arte. Estali eta hozten utzi zerbitzatzeko prest arte, behin edo bitan irabiatuz.

2. Nahastu txerrikia, martorria, pipermina eta txikitutako beste 6 baratxuri ale ontzi handi batean. Osatu ¾

hazbeteko lodierako lau albondiga. Piper laurdenak sueztitu oliba olio 2 koilarakadarekin.

3. Ikazkina edo gas parrillarako, jarri albondigak eta piper laurdenak zuzenean su ertainean. Estali eta parrillan jarri berehalako irakurketa-termometroak txerri-bolen alboetan 160 °F adierazten duen arte eta piper laurdenak samurrak eta arinki irabiatuta egon arte, tartaleta eta piper laurdenak egosketaren erdian behin buelta emanez. 10 eta 12 minutu itxaron albondigetarako eta 8 eta 10 minutu piper laurdenetarako.

4. Piper laurdenak egosita daudenean, bildu aluminio paperean guztiz ixteko. Utzi 10 minutu inguru edo maneiatzeko nahikoa hoztu arte. Labana zorrotz bat erabiliz, arretaz kendu piperraren azala. Moztu piper laurden meheak luzera.

5. Zerbitzatzeko, bota pepino entsalada eta koilara uniformeki lau plater handitara. Gehitu txerrikia plater bakoitzean. Piper gorri xerrak uniformeki opilen gainean pilatu.

KALABAZINA PIZZA EGUZKITAN LEHORTUTAKO TOMATE PESTOAREKIN, PIPER GOZOAREKIN ETA TXISTORRA ITALIARRAREKIN

PRESTAKETA: 30 minutu egosteko: 15 minutu egosteko: 30 minuturako: 4 anoa

LABANA ETA SARDEXKA DITUEN PIZZA BAT DA. ZIURTATU TXISTORRA ETA PIPERRAK ARIN SAKATZEN DITUZULA PESTOZ ESTALITAKO LURRAZALEAN, GAINAK NAHIKOA ITSATSI DAITEZEN PIZZA ONDO MOZTEKO.

- 2 koilarakada oliba olio
- 1 koilarakada almendra fin-fin txikituta
- 1 arrautza handi, arinki irabiatua
- ½ Kopako almendra irina
- 1 koilarakada oregano freskoa txikituta
- ¼ koilaratxo piper beltza
- 3 baratxuri ale, txikituta
- 3½ edalontzi txikitutako kalabazin (2 ertaine)
- Italian txistorra (ikus errezeta, azpian)
- 1 koilarakada oliba olio birjina estra
- 1 piper gozo (horia, gorria edo bakoitzaren erdia), hazia eta zerrenda oso meheetan moztuta
- 1 tipula txiki, xerra finetan
- Tomate lehorra pestoa (ikus errezeta, azpian)

1. Berotu labea 425 °F-ra. Ornitu 12 hazbeteko pizza zartagina 2 koilarakada oliba olioarekin. Bota almendra txikituta; alde batera uzteko.

2. Azala egiteko, arrautza, almendra irina, oreganoa, piper beltza eta baratxuria ontzi handi batean konbinatu. Jarri

kalabazin moztua eskuoihal edo gazta garbi batean. Ondo bildu

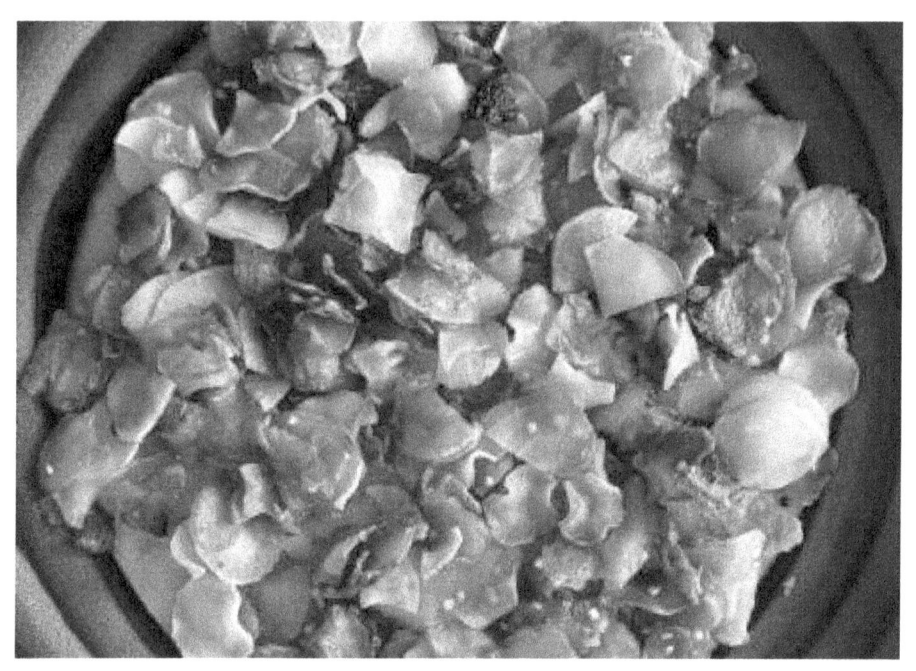

ARKUME HANKA KETUA LIMOIAREKIN ETA MARTORRI ZAINZURI PLANTXAN

BUSTIA:30 minutu prestatzeko: 20 minutu parrillan: 45 minutu atseden hartzeko: 10 minutu 6 eta 8 anoa prestatzeko

SINPLEA BAINA DOTOREA, PLATER HONEK EZAUGARRI DITUUDABERRIAN JOKOAN SARTZEN DIREN BI OSAGAI: ARKUMEA ETA ZAINZURIAK. MARTORRI HAZIAK ERRETZEAK ZAPORE EPELA, LURRA ETA APUR BAT PIKANTEA ATERATZEN DU.

- 1 Kopako Amerikako intxaur txirbil
- 2 koilarakada martorri haziak
- 2 koilarakada limoi-azala fin-fin txikituta
- 1 koilarakada eta erdi piper beltz
- 2 koilarakada ezkai freskoa txikituta
- 2 eta 3 kiloko arkume hezurrik gabeko 1
- 2 zainzuri sorta fresko
- 1 koilarakada oliba olio
- ¼ koilaratxo piper beltza
- 1 limoi, laurdenetan moztuta

1. Egosi baino 30 minutu lehenago gutxienez, murgildu intxaur amerikar malutak ontzi batean, horiek estaltzeko ur nahikoarekin; alde batera uzteko. Bitartean, zartagin txiki batean, txigortu martorri haziak su ertainean 2 minutuz edo lurrintsu eta kurruskaria izan arte, maiz irabiatuz. Kendu haziak zartaginetik; hozten utzi. Haziak hozten direnean, birrintzen itzazu mortero batean (edo jarri haziak ebaketa-ohol batean eta kolpatu egurrezko koilara baten atzealdearekin). Ontzi txiki batean,

konbinatu martorri birrindutako haziak, limoi-azala, 1 1/2 koilarakada piperra eta ezkaia; alde batera uzteko.

2. Kendu sarea arkume erretik, baldin badago. Ireki txuleta laneko gainazalean, gantz aldean behera. Bota espezia-nahasketaren erdia haragiaren gainean; hatzekin igurtzi. Bilatu txuleta eta lotu %100 kotoizko sukaldeko 4-6 piezarekin. Gainontzeko ongailuaren nahasketa hautseztatu txuleta kanpoaldean, arinki sakatuz atxikitzeko.

3. Egur-ikatz parrilla baterako, jarri ikatz ertainak tantaka-ontzi baten inguruan. Saiatu zartaginaren gainean bero ertainean. Bota xukatutako txirbilak ikatz gainean. Jarri arkume txuleta txuleta gainean alanbre-euskarri gainean. Estali eta erre 40-50 minutuz su ertainean (145 °F). (Gaseko parrilak egiteko, berotu aldez aurretik parrilla. Murriztu beroa ertaineraino. Ezarri zeharkako sukaldaritzarako. Erre ezazu goiko bezala, xukatutako egur-txirbilak gehitu ezik fabrikatzailearen argibideen arabera.) Estali txuleta paperarekin. Utzi atseden 10 minutuz zatitu aurretik.

4. Bitartean, moztu zainzurien zurezko muturrak. Ondu zainzuriak ontzi handi batean oliba olioarekin eta ¼ koilaratxo piperrarekin. Jarri zainzuriak parrillaren kanpoko ertzetan, zuzenean ikatz gainean eta parrillaren perpendikularki. Estali eta parrillan 5 eta 6 minutuz biguna eta kurruskaria izan arte. Estutu limoi zatiak zainzurien gainean.

5. Arkume txuletatik katea kendu eta haragia xerra finetan moztu. Haragia zerbitzatu zainzuri plantxan.

ARKUME GISATUA APIOA ERROKO ESPAGETIAREKIN

PRESTAKETA:30 minutu egosi: ordu 1 eta 30 minutu 6 anotarako

APIOAREN ERROA GUZTIZ DESBERDINA DAELTZE HONETAN ETA ARKUME ELTZE BEROAN (IKUS<u>ERREZETA</u>). MANDOLINA-XERRAGAILU BAT INTXAUR-SUSTRAI GOZOAREN ZERRENDA OSO MEHEAK EGITEKO ERABILTZEN DA. "TAGLIATELLE" SALDAN EGOSI SAMURRA ARTE.

- 2 koilarakada limoi eta belar saltsa (ikus<u>errezeta</u>)
- 1 ½ kilo arkume egosi, 1 hazbeteko kubotan moztuta
- 2 koilarakada oliba olio
- 2 edalontzi tipula txikituta
- 1 Kopako azenario txikituta
- 1 Kopako erremolatxa txikituta
- 1 koilarakada baratxuri xehatuta (6 ale)
- 2 koilarakada gatzik gabeko tomate ore
- ½ kopa ardo beltz lehorra
- 4 edalontzi behi hezur-salda (ikus<u>errezeta</u>) edo gatzik gabeko haragi-salda
- 1 erramu hosto
- 2 edalontzi 1 hazbeteko kalabaza txikituta
- 1 Kopako berenjena xehatuta
- 1 libra apio erroa, zurituta
- Perrexil txikitua

1. Berotu labea 250 °F-ra. Bota belar saltsa uniformeki arkumearen gainean. Bota astiro-astiro estaltzeko. Berotu 6 eta 8 litroko holandar labea su ertain-altuan. Gehitu koilarakada 1 oliba olio eta ondu Holandako labeko arkumearen erdia. Olio berotan haragia gorritu alde guztietatik; transferitu haragi gorritua plater batera eta

errepikatu gainerako arkumearekin eta oliba olioarekin. Murriztu beroa ertaina.

2. Gehitu tipula, azenarioak eta erremolatxa lapikora. Egosi eta irabiatu barazkiak 4 minutuz; gehitu baratxuria eta tomate-pasta eta egosi minutu 1 gehiago. Gehitu ardo beltza, behi-hezur-salda, erramu hostoa eta corned behila, eta lapikoan bildutako zukuak. Nahasketa irakiten jarri. Itxi eta jarri holandar labea aurrez berotutako labean. Egosi ordu 1. Nahastu kalabaza eta berenjena. Sartu berriro labean eta egosi beste 30 minutuz.

3. Menestra labean dagoen bitartean, erabili mandolina bat apioaren erroa fin-fin mozteko. Moztu apioaren erro xerrak ½ hazbeteko zabaleko zerrendatan. (4 edalontzi inguru izan behar dituzu.) Nahasi apioaren erro-zerrendak saldara. Egosi 10 minutu inguru edo bigundu arte. Kendu eta bota erramu hostoa zerbitzatu aurretik. Bota zati bakoitza perrexil txikitua.

FRANTZIAKO ARKUME TXULETAK GRANADA ETA DATILEKIN

PRESTAKETA:10 minutu egosteko: 18 minutu hozteko: 10 minuturako: 4 anoa

"FRANTSESA" TERMINOAK SAIHETS-HEGAL BATI EGITEN DIO ERREFERENTZIABERTATIK GANTZ, HARAGIA ETA EHUN KONEKTIBOA KENDU DIRA BISTURI ZORROTZ BATEKIN. AURKEZPEN ERAKARGARRIA DA. ESKATU ZURE HARATEGIARI HORI EGITEKO EDO ZUK ZEUK EGIN DEZAKEZU.

CHUTNEY

½ Kopako gozoki gabeko granada zukua

1 koilarakada limoi freskoa

1 txalota, zuritu eta xerra meheetan

1 koilaratxo laranja azala fin-fin txikituta

⅓ Kopako Medjool datil txikituta

¼ koilaratxo piper gorri txikitua

1/4 kopa granada arilo *

1 koilarakada oliba olio

1 koilarakada italiar perrexil freskoa txikituta (hosto lauak)

ARKUME TXULETAK

2 koilarakada oliba olio

8 arkume txuleta frantses erara

1. Chutney egiteko, konbinatu granada-zukua, limoi-zukua eta txalota txiki batean. Ekarri irakiten; sukarra murriztu. Egosi, estali gabe, 2 minutuz. Gehitu laranja azala, datilak eta pipermina txikitua. Utzi hozten arte, 10 minutu inguru. Nahastu granadak, koilarakada 1 oliba olioa eta perrexila. Jarri giro-tenperaturan zerbitzatzeko prest arte.

2. Saiheskietarako, 2 koilarakada oliba olio berotu zartagin handi batean su ertainean. Loteka lan eginez, gehitu saiheskiak zartaginean eta egosi 6-8 minutuz ertainean (145 °F), behin buelta emanez. Gain txuletak chutney.

* Oharra: granada freskoak eta haien arilak, edo haziak, urritik otsailera arte daude eskuragarri. Aurkitu ezin badituzu, erabili gozotu gabeko hazi lehorrak txutney-ari kurrikilua gehitzeko.

CHIMICHURRI BILDOTS TXULETAK RADICCHIO ZOPAREKIN

PRESTAKETA:30 minutu marinatzeko: 20 minutu egosteko: 20 minuturako: 4 anoa

ARGENTINAN CHIMICHURRI DA ONGAILURIK EZAGUNENAHERRIALDEKO GAUTXO ESTILOKO BARBAKOA TXULETA EZAGUNAREKIN DATORRENA. ALDAERA ASKO DAUDE, BAINA BELAR SALTSA LODIA PERREXILA, CILANTRO EDO OREGANO, TIPULA ETA/EDO BARATXURI, PIPER GORRI TXIKITUA, OLIBA OLIOA ETA ARDO BELTZAREN OZPINAREN INGURUAN ERAIKI OHI DA. BIKAINA DA PLANTXAN ERRETAKO TXULETA EGITEKO, BAINA BEZAIN BIKAINA DA ARKUME TXULETA FRIJITUAK EDO ZARTAGINETAN FRIJITUAK, OILASKOA ETA TXERRIKIAREKIN.

8 arkume txuleta, moztu 1 hazbeteko lodiera

½ Kopako chimichurri saltsa (ikuserrezeta)

2 koilarakada oliba olio

1 tipula gozo, erdibana eta xerratan moztuta

1 koilarakada kumino haziak, behean *

1 baratxuri ale, txikituta

1 erraditxo buru, korapilatua eta zerrenda meheetan moztuta

1 koilarakada ozpin baltsamiko

1. Jarri arkume txuletak ontzi handi handi batean. Ondu 2 koilarakada Chimichurri saltsarekin. Erabili hatzak saltsa txuleta bakoitzaren gainazal osoa igurtzeko. Utzi saihetsak giro-tenperaturan marinatzen 20 minutuz.

2. Bitartean, erraditxo errerako, berotu koilarakada 1 oliba olio zartagin handi batean. Gehitu tipula, kumino haziak eta baratxuria; egosi 6-7 minutu edo tipula bigundu arte,

maiz irabiatuz. Gehitu erraditxoa; egosi 1 edo 2 minutuz edo erraditxoa pixka bat zimeldu arte. Transferitu ontzia ontzi handi batera. Gehitu ozpin baltsamikoa eta ondo nahastu. Estali eta berotu.

3. Garbitu zartagina. Gehitu gainerako koilarakada 1 oliba olioa zartaginean eta berotu su ertain-altuan. Gehitu arkume txuletak; murriztu beroa ertaina. Egosi 9-11 minutuz edo egosi arte, noizean behin txuletak pintzekin buelta emanez.

4. Hornitu saiheskia gainerako slaw eta chimichurri saltsarekin.

* Oharra: kumino haziak birrintzeko, erabili morteroa eta izurria edo jarri haziak ebakitzeko taula batean eta xehatu sukaldariaren labana batekin.

ARKUME TXULETAK ANTXOAREKIN ETA SALBIA PATATA GOZOAREKIN ETA AZENARIO RICOTAREKIN IGURTZIAK

PRESTAKETA:12 minutu hotza: 1 eta 2 ordu Erretegia: duela 6 minutu: 4 anoa

HIRU ARKUME TXULETA MOTA DAUDE. SOLOMO TXULETA LODI ETA HARAGITSUAK FLORENTZIAKO TXULETA TXIKIAK DIRUDITE. HEMEN AIPATZEN DIREN SAIHETSAK ARKUME BATEN HEZURREN ARTEAN MOZTUTA EGITEN DIRA. OSO DELIKATUAK DIRA ETA ALBOAN HEZUR LUZE ETA ERAKARGARRIA DUTE. SARRITAN ZARTAGIN FRIJITUTA EDO PLANTXAN ZERBITZATZEN DIRA. SORBALDA TXULETA MERKEAK BESTE BI MOTAK BAINO APUR BAT KOIPETSUAGOAK ETA SAMURRAK DIRA. HOBE DA GORRITZEA ETA GERO FRIJITZEA ARDO, SALDA ETA TOMATEAREKIN, EDO HORIEN KONBINAZIO BATEKIN.

- 3 azenario ertain, gutxi gorabehera txikituta
- 2 patata gozo txiki, txikituta * edo lodi txikituta
- ½ Kopako Paleo Mayo (ikus errezeta)
- 2 koilarakada limoi freskoa
- 2 koilarakada Dijon mostaza (ikus errezeta)
- 2 koilarakada perrexil freskoa txikituta
- ½ koilaratxo piper beltz
- 8 arkume txuleta, moztu ½ eta ¾ hazbeteko lodiera
- 2 koilarakada salbia xerra freskoa edo 2 koilarakada salbia lehorra eta purea
- 2 koilarakada beheko antxo piper
- ½ koilaratxo baratxuri hauts

1. Remoulade egiteko, konbinatu azenarioak eta patata gozoak ontzi ertain batean. Ontzi txiki batean, konbinatu Paleo Mayo, limoi zukua, Dijon mostaza, perrexila eta piper beltza. Bota azenarioak eta patata gozoak; larruari bota. Estali eta utzi hozten 1 edo 2 orduz.

2. Bitartean, konbinatu salbia, antxo piperra eta baratxuri hautsa ontzi txiki batean. Igurtzi espezie nahasketa bildotsaren gainean.

3. Ikazkina edo gas parrillarako, jarri arkume txuletak parrillan zuzenean su ertainean. Estali eta plantxan 6 eta 8 minutuz ertainean (145 °F) edo 10 eta 12 minutuz ertainean (150 °F), egosketaren erdian behin buelta emanez.

4. Zerbitzatu arkume txuletak erremouladearekin.

* Oharra: erabili juliana mandolina bat patata gozoak mozteko.

ARKUME TXULETAK TXALOTA, MENDA ETA OREGANOAREKIN

PRESTAKETA:20 minutu Marinatzea: 1etik 24 ordura Erretzea: 40 minutu Erretzea: 12 minutu 4 anotarako

HARAGI MARINATU GEHIENEKIN BEZALA,ZENBAT ETA LUZEAGO UTZI BELARRA ARKUME TXULETETAN IGURZTEN EGOSI AURRETIK, ORDUAN ETA ZAPORETSUAGOAK IZANGO DIRA. ARAU HONEN SALBUESPEN BAT DAGO, HAU DA, ZITRIKO ZUKUA, OZPINA ETA ARDOA BEZALAKO OSAGAI OSO AZIDOAK DITUEN MARINADA BAT ERABILTZEAN. HARAGIA MARINADA GARRATZ BATEAN UZTEN BADUZU LUZEEGIA, PITZATZEN ETA BUSTITZEN HASIKO DA.

ARKUMEA

2 koilarakada txalota fin-fin txikituta

2 koilarakada menda freskoa fin-fin txikituta

2 koilarakada oregano fresko fin-fin txikituta

5 koilarakada Mediterraneoko janzkera (ikus errezeta)

4 koilarakada oliba olio

2 baratxuri ale, txikituta

8 arkume txuleta, hazbeteko lodiera gutxi gorabehera

ENTSALADA

¾ kilo erremolatxa, txikituta

1 koilarakada oliba olio

¼ Kopako limoi-zuku freskoa

¼ kopa oliba olio

1 koilarakada txalota fin-fin txikituta

1 koilaratxo Dijon mostaza (ikus errezeta)

6 barazki nahasketa edalontzi

4 koilarakada tipulin txikituta

1. Arkumearentzat, konbinatu 2 koilarakada txalota, menda, oregano, 4 koilarakada Mediterraneoko janzkera eta 4 koilarakada oliba olio ontzi txiki batean. Igurtzi arkume txuletaren alde guztietatik igurtzi; hatzekin igurtzi. Antolatu saiheskiak plater batean; estali plastikozko paperarekin eta hozkailuan gutxienez ordu 1 edo 24 ordu arte marinatzeko.

2. Entsaladarako, berotu labea 400° F-ra. Igurtzi erremolatxa ondo; txalupetan moztu. Jarri 2 litroko kazola batean. Ondu koilarakada 1 oliba olioarekin. Estali platera aluminiozko paperarekin. 40 minutu inguru edo erremolatxa bigundu arte. Hoztu guztiz. (Erremolatxa 2 egun lehenago erre daiteke.)

3. Konbinatu limoi-zukua, ¼ kopa oliba olioa, koilarakada 1 txalota, Dijon mostaza eta koilaratxo 1 Mediterraneoko janzteko irabiagailuan. Itxi eta ondo astindu. Entsalada-ontzi batean, konbinatu erremolatxa eta berdea; ozpin apur batekin ondu.

4. Egur-ikatza edo gas parrilla baterako, jarri saiheskiak koipeztaturiko parrillan zuzenean su ertainean. Estali eta parrillan nahi duzun moduan, egosketaren erdian behin buelta eman. Itxaron 12 eta 14 minutu ertaineko (145 °F) edo 15 eta 17 minutu ertaineko (160 °F).

5. Zerbitzatzeko, jarri 2 arkume txuleta eta entsalada txiki bat lau plateretako bakoitzean. Tipulinarekin hautseztatu. Pasatu geratzen den ozpin-ozpina.

LORATEGIKO ARKUME HANBURGESA PIPER GORRI COULISAREKIN

PRESTAKETA:20 minutu atseden: 15 minutu parrillan: 27 minutu 4 anotarako

COULIS SALTSA SINPLE ETA LEUN BAT BAINO EZ DAFRUTA EDO BARAZKI PUREAN OINARRITUTA. ARKUME HANBURGESA HAUENTZAKO PIPER GORRI SALTSA DISTIRATSU ETA EDERRAK KE-DOSI BIKOITZA LORTZEN DU: PARRILLAN ETA PIPERRAUTS KETUAN.

PIPER GORRI COULIS

1 piper gorri handi

1 koilarakada ardo zuri lehor edo ardo zuri ozpin

1 koilaratxo oliba olio

½ koilaratxo piperrauts ketua

HANBURGESA

1/4 Kopako eguzkitan lehortutako tomateak

¼ Kopako kalabazin txikitua

1 koilarakada albahaka freskoa txikituta

2 koilarakada oliba olio

½ koilaratxo piper beltz

1 ½ kilo arkume

1 arrautza zuringoa, arinki irabiatua

1 koilarakada Mediterraneoko janzkera (ikus<u>errezeta</u>)

1. Piper couliserako, jarri piper gorri bat plantxan zuzenean su ertainean. Estali eta parrillan 15-20 minutuz edo igurtzi eta oso samurrak izan arte, piperrak 5 minutuz behin edo buelta emanez alde bakoitzean ikatz daitezen. Kendu plantxan eta berehala jarri paperezko edo aluminiozko paperezko poltsa batean piperrak guztiz ixteko. Utzi 15

minutuz edo maneiatzeko nahikoa hoztu arte. Labana zorrotz bat erabiliz, kontu handiz kendu azala eta bota. Piperrak laurdenean zatitu eta zurtoinak, haziak eta mintzak kendu. Konbinatu piper errea, ardoa, oliba olioa eta piperrauts ketua elikagai-prozesadore batean. Estali eta nahastu edo nahastu leuna izan arte.

2. Bitartean, betetzeko, eguzkitan lehortutako tomateak ontzi txiki batean jarri eta ur irakinarekin estali. Utzi 5 minutuz atseden; hustuketa Lehortu txikitutako tomateak eta kalabazinak paper xurgatzailearekin. Ontzi txiki batean, konbinatu tomateak, kuiatxoa, albahaka, oliba olioa eta ¼ koilaratxo piper beltza; alde batera uzteko.

3. Nahastu bildotsa, arrautza zuringoa, ¼ koilaratxo piper beltza eta Mediterraneoko ongailuak ontzi handi batean; ondo nahastu. Zatitu haragi nahasketa zortzi zati berdinetan eta osatu bakoitza ¼ hazbeteko lodiera duen patty batean. Koilara betea albondigetatik lau; Gainerako albondigekin apaindu eta ertzak estutu betegarria zigilatzeko.

4. Jarri albondigak plantxan zuzenean su ertainean. Estali eta plantxan 12-14 minutuz edo egin arte (160 °F), egosketaren erdian behin buelta emanez.

5. Zerbitzatzeko, apaindu hanburgesak piper gorriko coulisarekin.

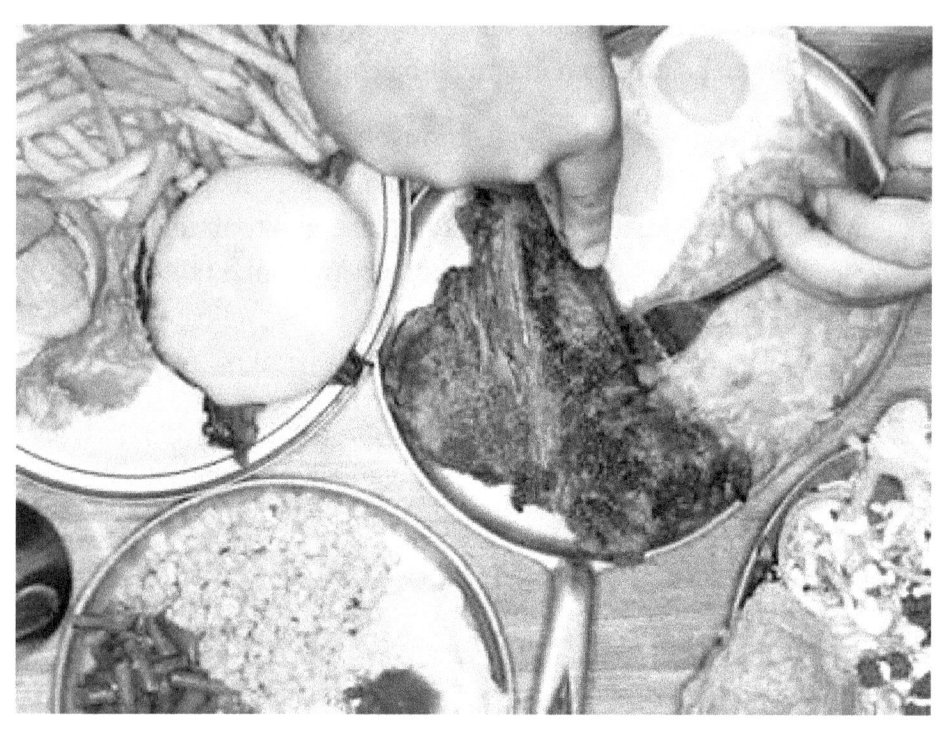

ARKUME PINTXOAK OREGANO BIKOITZAREKIN TZATZIKI SALTSAREKIN

BUSTIA:30 minutu prestatzeko: 20 minutu hozteko: 30 minutu erretzeko: 8 minutu 4 anotarako

ARKUME ZURTOIN HAUEK DIRA, HAIN ZUZEN EREMEDITERRANEOAN ETA EKIALDE HURBILEAN KOFTA IZENEZ EZAGUTZEN DENA: BEHI ONDUA (NORMALEAN ARKUMEA EDO TXAHALA) BOLAK EDO PINTXOEN INGURUAN ERATZEN DA ETA GERO PLANTXAN ERRETZEN DA. OREGANO FRESKOAK ETA LEHORRAK GREZIAKO ZAPORE BIKAINA EMATEN DIE.

8 x 10 hazbeteko zurezko pintxoa

ARKUME PINTXOAK

1 ½ kilo arkume gihar

1 tipula txikia, txikituta eta lehorra estututa

1 koilarakada oregano freskoa txikituta

2 koilarakada oregano lehorra, txikituta

1 koilaratxo piper beltz

GREZIAKO TZATZIKI SALTSA

1 Kopako Paleo Mayo (ikus errezeta)

Pepino handi baten erdia, hazia eta birrindua eta lehorra estututa

2 koilarakada limoi freskoa

1 baratxuri ale, txikituta

1. Busti errailak 30 minutuz estaltzeko adina uretan.

2. Arkume-oihaletarako, konbinatu arkume xehatua, tipula, oregano freskoa eta lehorra eta piperra ontzi handi

batean; ondo nahastu. Zatitu bildots nahasketa zortzi zati berdinetan. Moldatu atal bakoitza pintxoaren erdian, 5 x 1 hazbeteko enbor bat eginez. Estali eta utzi hozten gutxienez 30 minutuz.

3. Bitartean, Tzatziki saltsarentzat, konbinatu Paleo Mayoa, pepinoa, limoi zukua eta baratxuria ontzi txiki batean. Estali eta hozten utzi zerbitzatu arte.

4. Ikatz- edo gas-parrilla baterako, jarri arkumeak parrillan zuzenean su ertainean. Estali eta plantxan 8 minutu inguru su ertainean (160 °F), egosketaren erdian behin buelta emanez.

5. Zerbitzatu arkume hankak Tzatziki saltsarekin.

OILASKO FRIJITUA AZAFRAIAREKIN ETA LIMOIAREKIN

PRESTAKETA:15 minutu hotza: 8 ordu erre: 1 ordu eta 15 minutu atseden: 10 minutu 4 anotarako

AZAFRAIA ESTAMINE LEHORRAK DIRACROCUS LORE MODUKO BATENA. GARESTIA DA, BAINA APUR BAT GEHIAGO. OILASKO FRIJITU KURRUSKARI HONI BERE LUR ZAPORE BEREIZGARRIA ETA KOLORE HORI EDERRA GEHITZEN DIZKIO.

- 4-5 kg-ko oilasko osoa
- 3 koilarakada oliba olio
- 6 baratxuri ale, xehatuta eta zurituta
- 1 ½ koilarakada limoi-azala fin-fin txikituta
- 1 koilarakada ezkai freskoa
- 1 koilarakada eta erdi piper beltz txikitua
- ½ koilaratxo azafrai hari
- 2 erramu hosto
- 1 limoi, laurdenetan moztuta

1. Kendu oilaskoari lepoa eta arrastoak; baztertu edo gorde beste erabilera batzuetarako. Garbitu oilaskoaren barrunbea; paper xurgatzailearekin lehortu. Moztu oilaskoari gehiegizko azala edo koipea.

2. Konbinatu oliba olioa, baratxuria, limoi-azala, ezkaia, piperra eta azafraia janari-prozesadore batean. Ore leuna osatzeko metodoa.

3. Erabili hatzak arrautza oilaskoaren kanpoaldean eta barrunbean igurtzeko. Transferitu oilaskoa ontzi handi batera; estali eta hozkailuan gutxienez 8 orduz edo gau osoan zehar.

4. Berotu labea 425 ° F-ra. Jarri limoi laurdenak eta erramu hostoak oilaskoaren barrunbean. Lotu hankak %100 kotoizko sukaldeko sokarekin. Jarri hegoak oilaskoaren azpian. Sartu labean haragi-termometro bat izterraren barruko muskuluan hezurra ukitu gabe. Jarri oilaskoa alanbrezko parrillan zartagin handi batean.

5. Frijitu 15 minutuz. Murriztu labearen tenperatura 375 °F-ra. Egosi ordubete inguru gehiago edo zukuak garbi geratu arte eta termometroak 175 °F erregistratu arte. Estali oilaskoa paperarekin. Utzi atseden hartzen 10 minutuz moldatu aurretik.

SPATCHCOCKCOCK OILASKOA JICAMA SLAWAREKIN

PRESTAKETA:40 minutu parrillan: ordu 1 5 minutu zutik: 10 minuturako: 4 anoa

"SPATCHCOCK" SUKALDARITZAKO TERMINO ZAHARRA DADUELA GUTXI ERABILTZEN HASI DA TXORI BAT (ADIBIDEZ, KORNUALLESKO OILOA EDO OILOA) BIZKARREAN ZATITZEKO PROZESUA DESKRIBATZEKO, ETA GERO LIBURU BAT BEZALA ZABALTZEKO ETA BERDINTZEKO, AZKAR ETA UNIFORMEAGO EGOSTEN LAGUNTZEKO. TXIMELETA ANTZEKOA DA, BAINA HEGAZTIARI BAKARRIK EGITEN DIO ERREFERENTZIA.

OILASKOA
- 1 piper poblano
- 1 koilarakada txalota fin-fin txikituta
- 3 baratxuri ale, txikituta
- 1 koilaratxo fin-fin txikituta limoi-azala
- 1 koilaratxo fin-fin txikituta limoi azala
- 1 koilarakada espezia ketua (ikus errezeta)
- ½ koilaratxo oregano lehorra, txikituta
- ½ koilarakada beheko kumino
- 1 koilarakada oliba olio
- 1 oilasko osoa 3 eta 3½ lbs

SLAW
- ½ jicama ertaina, zurituta eta birrindua (3 edalontzi inguru)
- ½ Kopako xerra finetan bieira (4)
- 1 Granny Smith sagar, zurituta, orraztu eta birrindua
- ⅓ Kopako cilantro freskoa txikitua
- 3 koilarakada laranja zuku fresko
- 3 koilarakada oliba olio
- 1 koilaratxo belar eta limoi janzteko (ikus errezeta)

1. Ikazkin bat egiteko, jarri ikatz ertainak parrillaren alde batean. Jarri tantaka-ontzi bat parrillaren alde hutsaren azpian. Jarri poblanoa parrillan zuzenean su ertainean. Estali eta parrillan 15 minutuz edo poblanoa alde guztietatik erretzen den arte, noizean behin buelta emanez. Berehala bildu populano paperean; utzi atseden 10 minutuz. Ireki papera eta moztu poblanoa erditik luzera; kendu zurtoinak eta haziak (ikus punta). Labana zorrotz bat erabiliz, kontu handiz kendu azala eta bota. Txikitu fin-fin poblanoa. (Gasezko parrilak egiteko, aurrez berotu parrilla; murriztu beroa ertaina. Ezarri zeharkako egosteko. Parrillan goiko sutan bezala).

2. Igurtziak egiteko, konbinatu poblanoa, txalota, baratxuria, limoi-azala, limoi-azala, janzkera ketua, oreganoa eta kuminoa ontzi txiki batean. Nahastu olioa; ondo nahastu pasta bat egiteko.

3. Oilaskoa marinatzeko, kendu oilaskoari lepoa eta arrastoak (beste erabilera batzuetarako izan ezik). Jarri oilaskoa, bularra behera, mozteko taula batean. Sukaldeko zizaila erabiliz, moztu bizkarrezurraren alde bat luzera, lepoaren muturrean hasita. Errepikatu luzerako ebakidura bizkarrezurreko kontrako aldean. Kendu eta baztertu bizkarrezurra. Bueltatu oilaskoaren azala. Sakatu bularren artean esternoia hausteko, oilaskoa laua egon dadin.

4. Bularraren alde batetik lepotik hasita, irristatu behatzak azalaren eta haragiaren artean, azala askatuz izterrera egiten duzun bitartean. Askatu azala izterraren inguruan. Errepikatu beste aldean. Erabili hatzak oilaskoaren azalaren azpian haragia zabaltzeko.

5. Jarri oilaskoa, bularra behera, parrillaren gainean alanbrezko parrilla batean. Pisua paperean bildutako bi adreilu batekin edo burdinurtuzko zartagin handi batekin. Estali eta plantxan 30 minutuz. Biratu oilasko hezur-aldetik parrillan eta pisatu berriro adreiluz edo zartagin batekin. Parrillan, estalita, 30 minutu gehiagoz edo oilaskoa arrosa ez den arte (175 °F izterreko muskuluan). Kendu oilaskoa parrillatik; utzi atseden 10 minutuz. (Gas parrilla baterako, jarri oilaskoa parrillan bero-iturrietatik urrun. Goran bezala parrillan).

6. Bitartean, ontzirako, konbinatu jikama, txalota, sagarra eta cilantroa ontzi handi batean. Ontzi txiki batean, irabiatu laranja zukua, olioa eta belar saltsa. Bota jicama nahasketa gainean eta bota estaltzeko. Zerbitzatu oilaskoa ontziarekin.

LABEAN EGINDAKO OILASKOA VODKA, AZENARIO ETA TOMATE SALTSAREKIN

PRESTAKETA: 15 minutu egosi: 15 minutu erre: 30 minutu: 4 anoa

VODKA HAINBATEK PRESTATU DEZAKETE ELIKAGAI DESBERDINAK, BESTEAK BESTE, PATATAK, ARTOA, ZEKALEA, GARIA ETA GARAGARRA, BAITA MAHATSA ERE. SALTSA HONETAN VODKA HANDIRIK EZ DAGOEN ARREN LAU ANOETAN BANATZEN DUZUNEAN, BILATU PATATA EDO MAHATS-VODKA PALEO-BETEGARRIA IZAN DADIN.

3 koilarakada oliba olio

4 oilasko izter hezurrezkoak edo azalarik gabeko oilasko zati mamitsuak

1 28 oz lata gazi gabeko aran tomateak, xukatuak

½ Kopako tipula fin-fin txikituta

½ Kopako azenario fin-fin txikituta

3 baratxuri ale, txikituta

1 koilarakada Mediterraneoko janzkera (ikus errezeta)

⅛ koilaratxo piper piper

Erromero fresko adar 1

2 koilarakada vodka

1 koilarakada albahaka freskoa (aukerakoa)

1. Berotu labea 375 °F-ra. Berotu 2 koilarakada olio zartagin handi batean su ertain-altuan. Gehitu oilaskoa; egosi 12 minutu inguru edo urrezko marroia arte, uniformeki biraka. Jarri zartagina aurrez berotutako labean. Erre, estali gabe, 20 minutuz.

2. Bitartean, saltsarako, erabili sukaldeko zizaila tomateak mozteko. Kazola ertain batean, berotu gainerako 1

koilarakada olioa su ertainean. Gehitu tipula, azenarioa eta baratxuria; egosi 3 minutu edo bigundu arte, maiz irabiatuz. Nahastu tomate txikitua, ongailu mediterraneoa, piper piperra eta erromero-adarra. Ekarri irakiten su ertain-altuan; sukarra murriztu. Egosi, estali gabe, 10 minutuz, noizean behin irabiatuz. Irabiatu vodka; egosi beste minutu bat; kendu eta bota erromero-adarra.

3. Bota saltsa zartaginean frijitutako oilaskoaren gainean. Itzuli zartagina labera. Errea, estalita, 10 minutu gehiagoz edo oilaskoa samurra eta arrosa ez den arte (175 °F). Nahi izanez gero, hautseztatu albahaka.

POULET RÔTI ETA RUTABAGA FRITES

PRESTAKETA:40 minutu egosketa: 40 minutu 4 anotarako

RUTABAGA KREPE KURRUSKARIAK GOXOAK DIRAOILASKO FRIJITUAREKIN ETA LOTUTAKO ZUKUEKIN ZERBITZATZEN DA, BAINA BEREZ BEZAIN GOZOAK DIRA PALEO KETCHUPAREKIN (IKUS<u>ERREZETA</u>) EDO BELGIKAKO ERARA ZERBITZATU PALEO AÏOLIAREKIN (BARATXURI MAIONESA, IKUS<u>ERREZETA</u>).

- 6 koilarakada oliba olio
- 1 koilarakada Mediterraneoko janzkera (ikus<u>errezeta</u>)
- 4 oilasko izter hezurrik gabe eta azalik gabe (1 ¼ kilo inguru guztira)
- 4 oilasko izter, azala (kilo bat guztira)
- 1 kopa ardo zuri lehorra
- 1 Kopako oilasko hezur-salda (ikus<u>errezeta</u>) edo gatzik gabeko oilasko salda
- 1 tipula txiki, laurdenetan
- Oliba olioa
- Rutabagas 1½ eta 2 kilo
- 2 koilarakada tipulin freskoa txikituta
- piper beltza

1. Berotu labea 400° F-ra. Ontzi txiki batean, koilarakada 1 oliba olioa eta Mediterraneoko apainketa konbinatu; igurtzi oilasko zatiak. Berotu 2 koilarakada olio zartagin handi batean. Gehitu oilasko zatiak, haragia behera. Labean, estali gabe, 5 minutu inguru edo urrezko marroia arte. Kendu zartagina sutik. Biratu oilasko zatiak, urrezko aldea gora. Gehitu ardoa, oilasko hezur-salda eta tipula.

2. Jarri zartagina labean erdiko parrillan. Egosi, estali gabe, 10 minutuz.

3. Bitartean, krepeetarako, zartagin handi bat sueztitu oliba olioarekin; alde batera uzteko. Erremolatxa zuritu. Labana zorrotz bat erabiliz, moztu erremolatxa ½ hazbeteko xerratan. Ebaki xerrak luzera 1/2 hazbeteko zerrendatan. Bota rutabaga zerrendak gainerako 3 koilarakada olioarekin ontzi handi batean. Zabaldu rutabaga zerrendak geruza bakarrean prestatutako zartaginean; labean jarrita goiko parrillan. Labean 15 minutuz; buelta eman txipak. Egosi oilaskoa beste 10 minutuz edo arrosa ez den arte (175 °F). Kendu oilaskoa labetik. Egosi frijituak 5 eta 10 minutuz edo urrezko eta samurra arte.

4. Kendu oilaskoa eta tipula zartaginetik, zukuak erreserbatuz. Estali oilaskoa eta tipula berotzeko. Ekarri irakiten su ertainean; sukarra murriztu. Egosi, estali gabe, 5 minutu inguru gehiago edo zukuak apur bat murriztu arte.

5. Zerbitzatzeko, patatak tipulinarekin ondu eta piperrez ondu. Zerbitzatu oilaskoa zuku eta patata frijituekin.

COQ AU VIN HIRU PERRETXIKOEKIN TIPULINA RUTABAGA PUREAREKIN

PRESTAKETA:15 minutuko sukaldaritza: ordu 1 eta 15 minutu geroago: 4 eta 6 anoa

ONTZIAN HAREA BADAGOPERRETXIKO LEHORRAK BUSTI ONDOREN —ETA ZIURRENIK EGINGO DUTE— LIKIDOA SARE FINEKO BAHE BATEAN JARRITAKO LODI BIKOITZEKO GAZTA BATETIK IRAGAZI.

- 1 ontza perretxiko lehorrak edo morelak
- 1 edalontzi ur irakinetan
- Oilasko izterrak 2 eta 2 ½ kilo eta solomoak, azalik gabe
- piper beltza
- 2 koilarakada oliba olio
- 2 porru ertain, luzera erdira moztuta, garbitu eta xerra finetan moztuta
- 2 portobello perretxiko, xerratan
- 8 ontza ostra perretxiko freskoak, zulatuak eta xerratan, edo txanpinoi freskoak xerratan
- ¼ Kopako gatz gabeko tomate-pasta
- 1 koilarakada marjoram lehorra, birrindua
- ½ koilaratxo ezkaia lehortua eta xehatua
- ½ kopa ardo beltz lehorra
- 6 edalontzi oilasko hezur-salda (ikus<u>errezeta</u>) edo gatzik gabeko oilasko salda
- 2 erramu hosto
- 2 edo 2 ½ kilo erremolatxa, zuritu eta txikituta
- 2 koilarakada tipulin freskoa txikituta
- ½ koilaratxo piper beltz
- Ezkaia freskoa, txikituta (aukerakoa)

1. Ontzi txiki batean, konbinatu perretxikoak eta ura irakiten; utzi atseden 15 minutuz. Perretxikoak kendu, beratzen likidoa gordez. Perretxikoak txikitu. Utzi perretxikoak eta beratzen likidoa alde batera.

2. Oilaskoari piperra bota. Berotu koilarakada 1 oliba olio su ertain-altuan, estalki estu batekin zartagin handi batean. Egosi oilasko zatiak, bi aldiz, olio beroan 15 bat minutuz apur bat gorritu arte, behin buelta emanez. Kendu oilaskoa zartaginetik. Nahastu porruak, portobello perretxikoak eta ostrakak. Egosi 4-5 minutuz edo perretxikoak gorritzen hasi arte, noizean behin nahastuz. Nahastu tomate orea, mejorana eta ezkaia; egosi eta irabiatu 1 minutuz. Ardoa nahastu; egosi eta irabiatu 1 minutuz. Konbinatu 3 edalontzi oilasko hezur-salda, erramu hostoak, ½ kopa perretxiko beratzen likidoa eta birhidratatutako perretxiko txikituta. Itzuli oilaskoa zartaginera. Ekarri irakiten; sukarra murriztu.

3. Bitartean, konbinatu erremolatxa eta gainerako 3 edalontzi salda lapiko handi batean. Beharrezkoa izanez gero, gehitu ura erremolatxa estaltzeko. Ekarri irakiten; sukarra murriztu. Egosi, estali gabe, 25-30 minutuz edo bagels-ak samurrak egon arte, noizean behin irabiatuz. Xukatu erremolatxa, likidoa erreserbatuz. Jarri erremolatxa berriro lapikoan. Gehitu gainerako koilarakada 1 oliba olioa, tipulina eta ½ koilaratxo piper. Erabili patata birringailu bat rutabaga nahasketa birrintzeko, nahi duzun koherentzia lortzeko nahikoa likido gehituz.

4. Kendu erramu hostoak oilasko nahasketatik; bota. Zerbitzatu oilaskoa eta saltsa erremolatxa purearen gainean. Nahi izanez gero, hautseztatu ezkai freskoa.

MELOKOTOI BRANDY GLASEATUAK

PRESTAKETA:Parrillan 30 minutuz: 40 minutu 4 anotarako

OILASKO HANKAK EZIN HOBEAK DIRAONTZI KURRUSKARI BATEKIN ETA TUNISIAKO TXERRI-SORBALDA ESPEZIEZ IGURTZITAKO ERREZETA BATEKO PATATA FRIJITU PIKANTEEKIN (IKUSERREZETA). HEMEN ERAKUSTEN DIRA AZA-ONTZI KURRUSKARI BATEKIN ERREFAUAREKIN, MANGOAREKIN ETA MENDAREKIN (IKUSERREZETA).

MERTXIKA BRANDY GLAZEA
- 1 koilarakada oliba olio
- ½ Kopako tipula txikitua
- 2 melokotoi ertain fresko, erdibana, zurbil eta txikituta
- 2 koilarakada brandy
- 1 kopa barbakoa saltsa (ikuserrezeta)
- 8 oilasko izter (2 eta 2 ½ kilo guztira), nahi izanez gero azala

1. Glazea egiteko, berotu oliba olioa kazola ertainean su ertainean. Gehitu tipula; egosi 5 minutu inguru edo bigundu arte, noizean behin irabiatuz. Gehitu mertxikak. Estali eta egosi sutan 4-6 minutuz edo mertxikak bigundu arte, noizean behin irabiatuz. Gehitu pattarra; egosi, estali gabe, 2 minutuz, noizean behin irabiatuz. Hoztu pixka bat. Transferitu mertxika nahasketa irabiagailu batera edo elikagai-prozesadore batera. Estali eta irabiatu edo nahastu leuna arte. Gehitu barbakoa saltsa. Estali eta irabiatu edo nahastu leuna arte. Jarri saltsa berriro lapikora. Egosi su ertain-baxuan bakarrik berotu arte. Transferitu ¾ kopa saltsa ontzi txiki batera oilaskoa garbitzeko.

2. Ikatz parrilla baterako, jarri ikatz ertain-beroa tantaka zartagin baten inguruan. Saiatu bero ertainean lapikoaren gainean. Jarri oilasko-hankak tantakako zartaginaren gainean alanbrezko parrillan. Estali eta parrillan 40-50 minutuz edo oilaskoa arrosa ez den arte (175 °F), egosketaren erdian behin buelta eman eta ¾ kopa melokotoi brandy glazearekin parrillan azken 5-10 minutuetan. (Gas parrillarako, aurrez berotu parrilla. Murriztu beroa ertaina. Egokitu beroa zeharkako sukaldaritzarako. Gehitu oilasko hankak sukaldea ez den parrillan. Estali eta parrillan agindu bezala).

TXILEN MARINATUTAKO OILASKOA MANGO ETA MELOI ENTSALADAREKIN

PRESTAKETA: 40 minutu hoztea / marinatzea: 2 eta 4 ordu parrillan: 50 minutu: 6 eta 8 anotarako

ANCHO CHILE POBLANO LEHORTUA DA— PIPERMIN BERDE BIZIA ETA BIZIA, OSO ZAPORE FRESKOA DUENA. ANCHO PIPERMINTZAK FRUITU ZAPORE APUR BAT DU ARAN EDO MAHASPASA UKITUEKIN ETA MINGOSTASUN UKITU BATEKIN. MEXIKO BERRIKO TXILIA NAHIKO BEROA IZAN DAITEKE. BADIRA PIPERMIN GORRI ILUNAK ERRESTRATAN BILDUTA ETA ZINTZILIK IKUSTEN DITUZUNAK —PIPERMIN LEHORREN KONBINAZIO KOLORETSUA— HEGO-MENDEBALDEKO ZATIETAN.

OILASKOA

- Mexiko Berriko 2 chile lehor
- 2 antxo piper lehor
- 1 edalontzi ur irakinetan
- 3 koilarakada oliba olio
- 1 tipula gozo handi, zuritu eta xerra lodietan moztuta
- 4 Roma tomateak, barrenak
- 1 koilarakada baratxuri xehatuta (6 ale)
- 2 koilarakada beheko kumino
- 1 koilaratxo oregano lehorra, txikituta
- 16 oilasko izter

ENTSALADA

- 2 edalontzi dado kantalupea
- 2 edalontzi kubo ezti
- 2 kopa mango xerratan
- ¼ Kopako limoi-zuku freskoa

1 koilaratxo chili hauts

½ koilarakada beheko kumino

¼ Kopako cilantro freskoa txikituta

1. Oilaskoari, kendu zurtoinak eta haziak Mexiko Berriko lehortuari eta antxoko piperrei. Berotu zartagin handi bat su ertainean. Txigortu piperrak zartagin batean 1 edo 2 minutuz edo usaintsu eta arinki txigortu arte. Jarri piper erreak ontzi txiki batean; gehitu ura irakiten ontzira. Utzi atseden hartu gutxienez 10 minutuz edo erabiltzeko prest egon arte.

2. Aurrez berotu parrilla. Hornitu zartagin bat aluminiozko paperarekin; oliba olio koilarakada 1 eskuila paper gainean. Jarri tipula xerrak eta tomateak zartaginean. Parrillan sutik 4 hazbete inguru 6-8 minutuz edo bigundu eta igurtzi arte. Xukatu pipermina, ura erreserbatuz.

3. Marinada egiteko, konbinatu pipermina, tipula, tomatea, baratxuria, kuminoa eta oreganoa irabiagailuan edo elikagai-prozesadorean. Estali eta irabiatu edo nahastu leuna arte, behar den ur gehigarria gehitu nahi duzun koherentzia lortzeko purea lortzeko.

4. Jarri oilaskoa berriro itxi daitekeen plastikozko poltsa handi batean sakonera gutxiko plater batean. Bota marinada poltsako oilaskoaren gainean, poltsa buelta emanez, uniformeki estalita egon dadin. Utzi hozkailuan marinatzen 2-4 orduz, noizean behin poltsa buelta emanez.

5. Entsaladarako, konbinatu kantaldia, eztia, mangoa, limoi zukua, 2 koilarakada oliba olioa, chili hautsa, kuminoa eta

cilantroa ontzi handi batean. Nahastu jarioarekin. Estali eta hozkailuan 1 eta 4 orduz.

6. Egur-ikatza parrillarako, jarri ikatz ertainak tantaka-ontzi baten inguruan. Saiatu zartaginaren gainean bero ertainean. Xukatu oilaskoa, marinada erreserbatuz. Jarri oilaskoa lapikoaren gainean alanbre-euskarri batean. Oilaskoa eskuzabaltasunez garbitu marinada batekin (baztertu marinada gehigarria). Estali eta plantxan 50 minutuz edo oilaskoa arrosa ez den arte (175 °F), egosketaren erdian behin buelta emanez. (Gas-parrillarako, aurrez berotu parrilla. Murriztu beroa ertainera. Ezarri zeharkako egosketarako. Jarraitu agindu bezala, kendu oilaskoa plantxan.) Zerbitzatu oilasko hankak entsaladarekin.

TANDOORI OILASKO HANKAK PEPINO RAITAREKIN

PRESTAKETA:20 minutu marinatu: 2 eta 24 ordu parrillan: 25 minutu: 4 anoa

RAITA ANAARDOEKIN EGITEN DA KREMA, LIMOI ZUKUA, MENDA, MARTORRI ETA PEPINOA. OILASKO BERO ETA PIKANTEARI KONTRAPUNTU FRESKAGARRIA EMATEN DIO.

OILASKOA

1 tipula, zerrenda meheetan moztu

1 2 hazbeteko jengibre freskoa, zuritu eta laurdenetan banatuta

4 baratxuri ale

3 koilarakada oliba olio

2 koilarakada limoi freskoa

1 koilarakada beheko kumino

1 koilarakada beheko turmeric

½ koilaratxo piper behean

½ koilaratxo ehotutako kanela

½ koilaratxo piper beltz

¼ koilaratxo piper piper

8 oilasko hanka

RAITA PEPINOA

1 Kopako anaardo krema (ikus errezeta)

1 koilarakada limoi freskoa

1 koilarakada menda freskoa txikituta

1 koilarakada martorri fresko txikitua

½ koilarakada beheko kumino

⅛ koilaratxo piper beltza

1 pepino ertaina, zuritu, hazia eta zatituta (1 kopa)

limoi-ontziak

1. Konbinatu tipula, jengibrea, baratxuria, oliba olioa, limoi zukua, kuminoa, turmeric, piperbeltza, kanela, piperbeltza eta piperbeltza irabiagailuan edo elikagai-prozesadore batean. Estali eta irabiatu edo nahastu leuna arte.

2. Sukaldeko aizto baten punta erabiliz, zulatu makila bakoitza lau edo bost aldiz. Jarri pinak birzigilagarria den plastikozko poltsa handi batean ontzi handi batean. Gehitu tipula nahasketa; estaltzeko buelta. Hoztu 2 eta 24 orduz, poltsa noizean behin buelta emanez.

3. Aurrez berotu parrilla. Kendu oilaskoa marinadatik. Erabili paperezko eskuoihal bat pintxoetatik gehiegizko marinada kentzeko. Jarri pintxoak berotu gabeko zartagin batean edo aluminiozko paperarekin forratutako labeko xafla batean. Errea bero-iturritik 6 eta 8 hazbetera 15 minutuz. Biratu orratzak barrura; parrillan 10 minutu inguru edo oilaskoa arrosa ez den arte (175 °F).

4. Raitarako, konbinatu anaardo-krema, limoi-zukua, menda, martorri, kuminoa eta piper beltza ontzi ertain batean. Poliki-poliki nahastu pepinoa.

5. Zerbitzatu oilaskoa raita eta limoi zatiekin.

CURRY OILASKO GISATUA SUSTRAI BARAZKIAK, ZAINZURIAK ETA SAGAR BERDEAK ETA MENDA SALTSAREKIN

PRESTAKETA:30 minutu egosi: 35 minutu atseden: 5 minutu 4 anotarako

2 koilarakada koko olio findua edo oliba olioa
2 kilo hezurrik gabeko oilasko bularkiak, nahi izanez gero azala
1 Kopako tipula txikituta
2 koilarakada jengibre birrindu freskoa
2 koilarakada baratxuri xehatuta
2 koilarakada gatzik gabeko curry hautsa
2 koilarakada txikituta, hazirik gabeko jalapeño (ikus punta)
4 edalontzi oilasko hezur-salda (ikus errezeta) edo gatzik gabeko oilasko salda
2 patata gozo ertain (kilo 1 inguru), zuritu eta txikituta
2 erremolatxa ertain (6 ontza inguru), zuritu eta txikituta
1 Kopako hazirik gabeko tomatea, zatituta
8 ontza zainzuriak, moztuta eta 1 hazbeteko zatitan moztuta
1 13,5 ontzako lata koko esne naturala (esaterako, Nature's Way)
½ Kopako cilantro freskoa txikituta
Sagar eta menda saltsa (ikus errezeta, azpian)
Kare-ontziak

1. Berotu olioa su ertain-altuan 6 litroko holandar labe batean. Oilaskoa gorritu olio berotan, uniformeki gorrituz, 10 minutuz. Transferitu oilaskoa plater batera; alde batera uzteko.

2. Piztu su ertainean. Gehitu tipula, jengibrea, baratxuria, curry hautsa eta jalapeñoa lapikora. Egosi eta irabiatu 5 minutuz edo tipula bigundu arte. Nahastu oilasko hezur-salda, patata gozoak, erremolatxa eta tomateak. Jarri oilasko zatiak berriro eltzean eta ziurtatu oilaskoa ahalik eta likido gehienetan bustitzen duzula. Murriztu beroa

ertain-baxura. Estali eta egosi 30 minutuz edo oilaskoa arrosa ez den arte eta barazkiak samurrak egon arte. Nahastu zainzuriak, koko esnea eta cilantroa. Kendu sutik. Utzi 5 minutuz atseden. Beharrezkoa bada, moztu oilaskoa hezurretatik uniformeki banatzeko ontzien artean.
Hornitu sagar saltsarekin eta menda eta limoi zatiekin.

Menta sagar-saltsa: moztu ½ Kopako gozoki gabeko koko malutak elikagai-prozesadorean xehatu arte. Gehitu 1 Kopako martorri hosto freskoa eta lurruna; 1 Kopako menda fresko hosto; 1 Granny Smith sagar, zurtoina eta txikituta; 2 koilarakada txikituta, hazirik gabeko jalapeño (ikus punta); eta koilarakada 1 limoi fresko zuku. Nahastu fin-fin txikitu arte.

OILASKO ERRETAKO ENTSALADA MUGURDIAREKIN, ERREMOLATXAREKIN ETA ALMENDRA ERREAREKIN

PRESTAKETA:30 minutu errea: 45 minutu marinada: 15 minutu parrillan: 8 minutu 4 anotarako

½ Kopako almendra osoa

1 koilarakada eta erdi oliba olio

1 erremolatxa ertaina

1 urrezko erremolatxa ertain

2 hezurrik gabeko eta azalik gabeko oilasko bularretako 6 eta 8 ontza

2 kopa mugurdi freskoak edo izoztuak, desizoztuak

3 koilarakada ardo zuri edo beltz ozpin

2 koilarakada estragoi fresko txikituta

1 koilarakada txalota txikituta

1 koilaratxo Dijon mostaza (ikus errezeta)

¼ kopa oliba olio

piper beltza

8 edalontzi udaberriko entsalada mistoa

1. Almendrarentzat, berotu labea 400° F-ra. Zabaldu almendrak labeko xafla batean eta bota ½ koilaratxo oliba olioarekin. Egosi 5 minutu inguru edo usaintsu eta urrezko arte. Utzi hozten. (Almendrak 2 egun lehenago erre eta edukiontzi hermetiko batean gorde daitezke).

2. Erremolatxarako, jarri erremolatxa bakoitza paperezko zati txiki batean eta bota erdi koilaratxo oliba olioarekin. Bilatu plastikozko itzulbiratua erremolatxaren inguruan eta jarri labeko xafla batean edo labean babesteko ontzi batean. Erre erremolatxa labean 400 °F-tan 40-50

minutuz edo labana batekin zulatzean samurrak egon arte. Kendu labetik eta utzi atseden hartu behar bezain hoztu arte. Erabili sukaldeko labana azala kentzeko. Erremolatxa zatitu eta alde batera utzi. (Saihestu erremolatxa nahastea, erremolatxak urrezko erremolatxa zikindu ez dezan. Erremolatxa egun 1 lehenago erre daiteke eta hozkailuan jarri. Zerbitzatu aurretik giro-tenperaturara eraman.)

3. Moztu oilasko bularki bakoitza erditik horizontalean oilaskoarentzat. Jarri oilasko zati bakoitza film filmaren bi zatiren artean. Haragi mazo bat erabiliz, astiro-astiro kolpatu ¾ hazbeteko lodiera arte. Jarri oilaskoa plater sakon batean eta utzi.

4. Ozpin-ozpinetarako, ¾ Kopako mugurdi apur bat purea ontzi handi batean irabiagailuarekin (gordetu gainerako mugurdiak entsaladarako). Gehitu ozpina, estragoia, txalota eta Dijon mostaza; irabiatu konbinatzeko. Gehitu ¼ kopa oliba olioa, ondo irabiatuz. Bota ½ Kopako ozpin ozpin oilaskoaren gainean; buelta oilaskoa estaltzeko (erreserbatu gainerako ozpin-ozpin-entsaladarako). Marinatu oilaskoa giro-tenperaturan 15 minutuz. Kendu oilaskoa marinadatik eta piperbeltza bota; baztertu gainerako marinada platerean.

5. Egur-ikatza edo gas parrilla baterako, jarri oilaskoa zuzenean parrillan su ertainean. Estali eta plantxan 8-10 minutuz edo oilaskoa arrosa ez den arte, egosketaren erdian behin buelta emanez. (Oilaskoa ere egosi dezakezu sukaldean dagoen parrillan).

6. Nahastu letxuga, erremolatxa eta 1¼ edalontzi mugurdi ontzi handi batean. Bota gordetako ozpin-ozpina entsaladaren gainean; bota astiro-astiro estaltzeko. Banatu entsalada lau platerren artean; apaindu bakoitza plantxan oilasko bularki zati batekin. Almendra txigortuak gutxi gorabehera txikitu eta gainean hautseztatu. Zerbitzatu berehala.

OILASKO BULARKIA BROKOLIZ ETA RABEAZ BETEA TOMATE SALTSAREKIN ETA CAESAR ENTSALADAREKIN

PRESTAKETA: 40 minutu egosketa: 25 minutu egosketa: 6 anoa

3 koilarakada oliba olio
2 koilarakada baratxuri xehatuta
¼ koilaratxo piper gorri txikitua
1 libra brokoli raab, moztuta eta txikituta
½ Kopako espezierik gabeko urrezko mahaspasa
½ edalontzi ur
4-6 ontza hezurrik gabeko oilasko bularra
1 Kopako tipula txikituta
3 edalontzi tomate txikituta
¼ Kopako albahaka freskoa
2 koilarakada ardo beltz ozpin
3 koilarakada limoi fresko zuku
2 koilarakada Paleo Mayo (ikus errezeta)
2 koilarakada Dijon mostaza (ikus errezeta)
1 koilarakada baratxuri xehatuta
½ koilaratxo piper beltz
¼ kopa oliba olio
10 edalontzi letxuga romana txikitua

1. Berotu 1 koilarakada oliba olio su ertain-altuan zartagin handi batean. Gehitu baratxuria eta pipermina txikitua; egosi eta irabiatu 30 segundoz edo usaintsu arte. Gehitu txikitutako erremolatxa berdeak, mahaspasak eta ½ kopa ur. Estali eta egosi 8 minutu inguru edo brokolia raab zimeldu eta samurra dagoen arte. Kendu tapa zartaginari; gehiegizko ura lurrundu. Alde batera uzteko.

2. Erroiluak egiteko, moztu oilasko-bularki bakoitza erditik luzera; jarri pieza bakoitza film film zati biren artean. Haragi samurtzaile baten alde leuna erabiliz, pixka bat kilotu oilaskoa ¼ hazbeteko lodiera arte. Erroilu bakoitzeko, jarri raab brokoli nahasketaren ¼ kopa inguru mutur laburretako batean; bildu, alboetan tolestuz betegarria guztiz ixteko. (Erroilak egun bat lehenago egin daitezke eta hozten utzi egosteko prest arte).

3. Berotu 1 koilarakada oliba olio su ertain-altuan zartagin handi batean. Gehitu erroiluak, jostura behera. Labean 8 minutu inguru edo alde guztietatik urre koloreko gorritu arte, egosten zehar bi edo hiru buelta emanez. Transferitu erroiluak zerbitzatu plater batera.

4. Saltsarako, gainerako oliba olio koilarakada 1 berotu zartaginean su ertainean. Gehitu tipula; egosi 5 minutu inguru edo zeharrargitsu arte. Nahastu tomateak eta albahaka. Jarri erroiluak zartaginean saltsaren gainean. Ekarri irakiten su ertain-altuan; sukarra murriztu. Estali eta egosi sutan 5 minutuz edo tomateak kirrika hasi arte, baina formari eutsi eta erroiluak berriro berotu arte.

5. Ontzeko, irabiatu limoi zukua, Paleo Mayo, Dijon mostaza, baratxuria eta piper beltza ontzi txiki batean. Bota ¼ kopa oliba olioa, irabiatu emultsionatu arte. Nahastu apainketa ontzi handi batean txikitutako letxugarekin. Zerbitzatzeko, zatitu letxuga romana sei plateretan. Moztu erroiluak eta jarri letxuga romana gainean; ondu ketchuparekin.

OILASKO ERRETAKO SHAWARMA ERROILUAK BARAZKI PIKANTEEKIN ETA PINAZI SALTSAREKIN

PRESTAKETA:20 minutu marinatu: 30 minutu parrillan: 10 minutu prestatzeko: 8 pakete (4 anoa)

- 1 ½ kilo hezurrik gabeko oilasko bularkia, 2 hazbeteko zatitan moztuta
- 5 koilarakada oliba olio
- 2 koilarakada limoi freskoa
- 1 koilarakada beheko kumino
- 1 koilarakada baratxuri xehatuta
- 1 koilaratxo piperrautsa
- ½ koilarakada curry hauts
- ½ koilaratxo ehotutako kanela
- ¼ koilaratxo piper piper
- 1 kalabazin ertaina, erdibitua
- Berenjena txiki bat ½ hazbeteko xerratan moztuta
- Piper hori handi 1, erdibitua eta hazia
- 1 tipula gorri ertaina, laurdenetan
- 8 cherry tomate
- 8 letxuga gurin-hosto handi
- Ondu pinu txigortuekin (ikus errezeta)
- limoi-ontziak

1. Marinada egiteko, konbinatu 3 koilarakada oliba olioa, limoi zukua, koilarakada 1 kuminoa, baratxuria, ½ koilarakada piperrautsa, curry hautsa, ¼ koilarakada kanela eta Cayenne piperra ontzi txiki batean. Jarri oilasko zatiak plastikozko poltsa handi batean sakonera gutxiko plater batean. Bota marinada oilaskoaren gainean. Seal poltsa; poltsa beroki bihurtu. Hoztu 30 minutuz, poltsa noizean behin buelta emanez.

2. Kendu oilaskoa marinadatik; bota marinada. Jarri oilaskoa lau pintxo luzetan.

3. Jarri xafla batean kalabazin, berenjena, piperra eta tipula. Ondu 2 koilarakada oliba olioarekin. Gainontzeko ¾ koilaratxo kuminoarekin, gainerako ½ koilaratxo piperrautsa eta gainerako ¼ koilaratxo kanela; igurtzi sueztitu barazkien gainean. Jarri tomateak bi pintxotan.

3. Egur-ikatza edo gas parrilla baterako, jarri oilasko eta tomate pintxoak eta barazkiak bero ertaineko parrilla batean. Estali eta parrillan oilaskoa arrosa ez den arte eta barazkiak arinki kiskalita eta kurruskariak egon arte, behin buelta emanez. Itxaron 10 eta 12 minutu oilaskoarentzat, 8 eta 10 minutu barazkientzat eta 4 minutu tomateentzat.

4. Hartu oilaskoa pintxotik. Oilaskoa txikitu eta kuiatxoa, berenjena eta piperra zati txikitan moztu. Kendu tomateak pintxoetatik (ez txikitu). Antolatu oilaskoa eta barazkiak mahai gainean. Zerbitzatzeko, bota oilasko eta barazki batzuk letxuga hosto batean; Ondu pinu txigortutako saltsarekin. Zerbitzatu limoi zatiekin.

LABEAN ERRETAKO OILASKO BULARKIA PERRETXIKOEKIN, BARATXURI-AZALOREA TXIKITUTA ETA ZAINZURI ERREAREKIN

HASIERATIK AMAIERARA: 50 minutu baino lehen: 4 anoa

4 10-12 ontza hezurrik gabeko oilasko bularretako erdiak, azalik gabe
3 edalontzi perretxiko zuri txikiak
1 Kopako xerra finetan porru edo tipula horia
2 edalontzi oilasko hezur-salda (ikus errezeta) edo gatzik gabeko oilasko salda
1 kopa ardo zuri lehorra
1 ezkai fresko sorta handi
piper beltza
Ardo zuriaren ozpina (aukerakoa)
1 azalore bakoitza, azaloreetan banatuta
12 baratxuri ale, zurituta
2 koilarakada oliba olio
Piper zuria edo kaiena
1 kilo zainzuriak, txikituta
2 koilarakada oliba olio

1. Berotu labea 400° F-ra. Antolatu oilasko bularkiak 3 laurdeneko zartagin angeluzuzen batean; perretxiko eta porruekin apaindu. Oilasko hezur-salda eta ardoa bota oilaskoaren eta barazkien gainean. Ezkaia bota eta piper beltza hautseztatu. Estali platera aluminiozko paperarekin.

2. Egosi 35-40 minutuz edo oilaskoan sartutako berehalako irakurketa-termometroak 170º F-koa izan arte. Kendu eta baztertu ezkaia-adarrak. Nahi izanez gero, zerbitzatu aurretik ozpin-olioa busti ezazu.

2. Bitartean, kazola handi batean, azalorea eta baratxuria egosi behar adina ur irakinetan 10 minutu inguru estaltzeko edo oso bigundu arte. Xukatu azalorea eta baratxuria, egosteko likidoaren 2 koilarakada erreserbatuz. Jarri azalorea eta erreserbatutako egosteko likidoa elikagai-prozesadore batean edo ontzi handi batean. Nahastu leun arte * edo birrindu patata-purreta batekin; Nahastu 2 koilarakada oliba olio eta ondu piper zuriarekin dastatzeko. Mantendu beroa zerbitzatzeko prest arte.

3. Jarri zainzuriak geruza bakarrean labeko xafla batean. Bota 2 koilarakada oliba olio eta bota estaltzeko. Piper beltza hautseztatu. 400 °F-ko labean erre 8 minutuz edo samurra eta kurruskaria arte, behin irabiatuz.

4. Zatitu azalore purea sei plateretan. Gainean oilaskoa, perretxikoak eta porruak. Ondu erretzeko likido pixka batekin; zerbitzatu zainzuri errearekin.

* Oharra: Elikagai-prozesadorea erabiltzen baduzu, kontuz ez gehiegi prozesatu edo azalorea meheegia izango da.

THAI OILASKO ZOPA

PRESTAKETA: 30 minutu Izoztea: 20 minutu Sukaldaritza: 50 minuturentzako: 4 eta 6 anotara

TAMARINDOA FRUTA MUSIKAL ETA GARRATZA DAINDIAKO, THAILANDIAKO ETA MEXIKOKO SUKALDARITZAN ERABILTZEN DA. KOMERTZIALKI PRESTATUTAKO TAMARINDO-PASTA ASKOK AZUKREA DUTE; ZIURTATU EZ DUEN BAT EROSTEN DUZULA. KAFFIR LIME HOSTOAK FRESKOAK, IZOZTUAK ETA LEHORTUAK AURKI DAITEZKE ASIAKO MERKATU GEHIENETAN. AURKITU EZIN BADITUZU, ORDEZKATU ERREZETA HONETAKO HOSTOAK 1 1/2 KOILARAKADA LIMOI-ZUKUAREKIN.

- 2 limoi-zurtoin, zurituta
- 2 koilarakada koko olio findurik
- ½ Kopako xerra finetan xerratan
- 3 baratxuri ale handi, xerra finetan
- 8 edalontzi oilasko hezur-salda (ikus errezeta) edo gatzik gabeko oilasko salda
- ¼ Kopako gozoki gabeko tamarindo-pasta (adibidez, Tamicon)
- 2 koilarakada nori flakes
- 3 tailandiar pipermin fresko, xerra finetan haziak osorik (ikus punta)
- 3 kaffir limoi hosto
- 1 3 hazbeteko jengibre zati, xerra finetan
- 4 6 ontzako hezurrik gabeko eta azalik gabeko oilasko bularretako erdiak
- 1 14,5 ontzako lata, gatzik gehitu gabe, xukatu gabe, sutan erretako tomate xehatuta
- 6 ontza zainzuri lantza meheak, moztuta eta moztuta, diagonalean ½ hazbeteko zatitan
- ½ Kopako Thai albahaka hosto josia (ikus Ohar)

1. Labana baten atzealdea presio sendoarekin, birrintzeko limoi-belarra. Ubeldutako zurtoinak fin-fin txikitu.

2. Berotu koko olioa holandar labe batean su ertainean. Gehitu lemongrass eta txalota; egosi 8-10 minutuz, maiz irabiatuz. Gehitu baratxuria; egosi eta irabiatu 2 edo 3 minutuz edo oso usaintsu arte.

3. Gehitu oilasko hezur-salda, tamarindo-orea, nori malutak, pipermina, limoi hostoak eta jengibrea. Ekarri irakiten; sukarra murriztu. Estali eta egosi 40 minutuz.

4. Bitartean, izoztu oilaskoa 20-30 minutuz edo sendo egon arte. Moztu oilaskoa xerra mehean.

5. Iragazi zopa sare fineko iragazki batetik lapiko handi batera, koilara handi baten atzealdearekin zaporeak ateratzeko. Solidoak baztertu. Ekarri irakiten. Irabiatu oilaskoa, xukatu gabeko tomateak, zainzuriak eta albahaka. Murriztu beroa; egosi, estali gabe, 2 edo 3 minutuz edo oilaskoa egosi arte. Zerbitzatu berehala.

OILASKO FRIJITUA LIMOIAREKIN ETA SALBIA ESKAROLAREKIN

PRESTAKETA:15 minutu erre: 55 minutu atseden: 5 minutu: 4 anoa

LIMOI XERRAK ETA SALBIA HOSTOAJARRI OILASKOAREN AZALAREN AZPIAN HARAGIA PRESTATZEN DEN BITARTEAN ZAPOREA EMATEKO ETA DISEINU BEREIZGARRIA SORTU LABETIK ATERA ONDOREN AZAL TRISTE ETA KURRUSKARIAREN AZPIAN.

4 oilasko bular hezurrez (azalarekin)

1 limoi, xerra finetan

4 salbia hosto handi

2 koilarakada oliba olio

2 koilarakada Mediterraneoko janzkera (ikus<u>errezeta</u>)

½ koilaratxo piper beltz

2 koilarakada oliba olio birjina estra

2 txalota, xerratan

2 baratxuri ale, txikituta

4 buru, luzera erdira banatuta

1. Berotu labea 400° F-ra. Sukaldeko labana erabiliz, oso astiro-astiro urtu azala bularreko erdi bakoitza, alde batean utziz. Jarri 2 limoi xerra eta salbia hosto 1 bular bakoitzaren haragiaren gainean. Astiro-astiro, tira azala berriro tokira eta egin presio leuna bermatzeko.

2. Jarri oilaskoa azaleko labean. Oilaskoa garbitu 2 koilarakada oliba olioarekin; busti Mediterraneoko janzkera eta ¼ koilaratxo piper. Errea, estali gabe, 55 minutu inguru edo azala urrezko eta kurruskaria izan arte eta berehalako irakurketa-termometro batek oilaskoan sartuta 170° F-

koa izan arte. Utzi oilaskoa atseden hartu 10 minutuz zerbitzatu aurretik.

3. Bitartean, zartagin handi batean 2 koilarakada oliba olio berotu su ertainean. Gehitu txalotak; egosi 2 minutu inguru edo zeharrargitsu arte. Eskarola gainontzeko ¼ koilaratxo piperrekin hautseztatu. Gehitu baratxuria zartaginean. Jarri eskarola zartaginean, moztu aldeak behera. Egosi 5 minutu inguru edo urrezko marroia arte. Kontu handiz buelta eskarola; egosi 2 edo 3 minutu gehiago edo bigundu arte. Zerbitzatu oilaskoarekin.

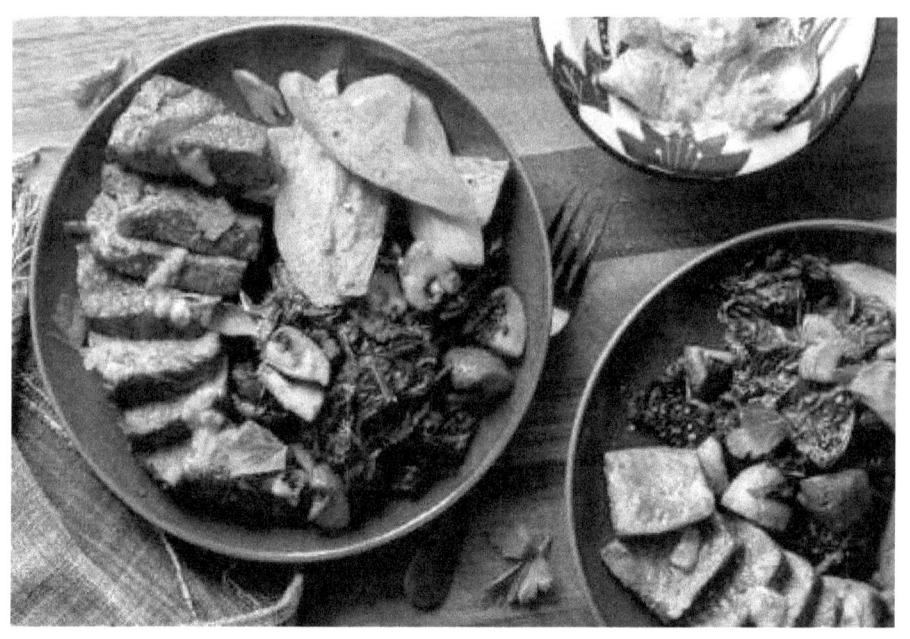

OILASKOA TIPULA, BERRO ETA ERREFAUTXOEKIN

PRESTAKETA:20 minutu egosteko: 8 minutu egosteko: 30 minuturako: 4 anoa

ERREFAUTXOAK PRESTATZEA ARRAROA DIRUDIEN ARREN,HEMEN EGOSI BERRIAK DIRA, PIPER MOKADUA GOZOTZEKO ETA PIXKA BAT BIGUNTZEKO NAHIKOA.

- 3 koilarakada oliba olio
- 4 10-12 ontza hezurrez egindako oilasko-bularrak (azalarekin)
- 1 koilarakada belar eta limoi janzteko (ikus<u>errezeta</u>)
- ¾ Kopako xaloi xerratan
- 6 errefautxo, xerra finetan
- ¼ koilaratxo piper beltza
- ½ Kopako vermut zuri lehorra edo ardo zuri lehorra
- ⅓ Kopako anaardo krema (ikus<u>errezeta</u>)
- 1 sorta berro, zurtoinak moztuta, gutxi gorabehera txikituta
- 1 koilarakada txikitutako aneta

1. Berotu labea 350 °F-ra. Berotu oliba olioa zartagin handi batean su ertain-altuan. Lehortu oilaskoa paper eskuoihal batekin. Egosi oilaskoaren azala 4-5 minutuz edo azala urrezko eta kurruskaria izan arte. Oilaskoari buelta eman; egosi 4 minutu inguru edo urrezko marroia arte. Jarri oilaskoa, azala gora, azal baxuko plater batean. Oilaskoa hautseztatu limoi eta belar apaingarriaren gainean. Egosi 30 minutu inguru edo oilaskoan sartutako berehalako irakurketa-termometroak 170 °F irakurtzen duen arte.

2. Bitartean, gehitu zartagineko tantaka koilarakada bat izan ezik; jarri berriro zartagina sutan. Gehitu txalotak eta errefauak; egosi 3 minutu inguru edo chalota zimeldu

arte. Piperbeltza bota. Gehitu vermuta eta irabiatu urrezko zatiak harrapatzeko. Ekarri irakiten; egosi murriztu eta pixka bat loditu arte. Nahastu anaardo krema; irakiten jarri. Kendu zartagina sutik; gehitu berroa eta aneta, astiro-astiro irabiatuz, berroa zimeldu arte. Jarri zartaginean bildutako oilasko zukuak.

3. Banatu txalota nahasketa lau platerren artean; gain, oilaskoa.

OILASKOA TIKKA MASALA

PRESTAKETA:30 minutu marinatu: 4 eta 6 ordu egosi: 15 minutu parrillan: 8 minutu 4 anotarako

HAU INDIAKO PLATER EZAGUN BATEAN INSPIRATU ZENBEHARBADA INDIAN EZ ZEN BATERE EGIN ERRESUMA BATUKO JATETXE INDIAR BATEAN BAIZIK. OILASKO TIKKA MASALA TRADIZIONALAK OILASKOA JOGURTETAN MARINATU ETA GERO KREMAZ BUSTITAKO TOMATE SALTSA PIKANTEAN EGOSTEN DA. SALTSAREN ZAPOREA LAUSOTZEN DUEN ESNERIK GABEKOA, BERTSIO HAU BEREZIKI GARBIA DA. ARROZAREN ORDEZ, KALABAZIN FIDEO KURRUSKARIETAN ZERBITZATZEN DA.

- 1 ½ libra hezurrik gabeko azalarik gabeko oilasko izter edo oilasko bularralde baten erdia
- ¾ Kopako koko esne naturala (esaterako, Nature's Way)
- 6 baratxuri ale, txikituta
- 1 koilarakada jengibre birrindu freskoa
- 1 koilarakada martorri ehoa
- 1 koilaratxo piperrautsa
- 1 koilarakada beheko kumino
- ¼ koilaratxo kardamomo behean
- 4 koilarakada koko olio findu
- 1 Kopako azenario txikituta
- 1 xerra mehe apioa
- ½ Kopako tipula txikitua
- 2 piper jalapeño edo serrano, haziak (nahi izanez gero) eta fin-fin txikituta (ikus punta)
- 1 14,5 ontzako lata, gatzik gehitu gabe, xukatu gabe, sutan erretako tomate xehatuta
- 1 8 ontzako ketchup gatz gehitu gabe
- 1 koilaratxo gatzik gabeko garam masala

3 kuiatxo ertain
½ koilaratxo piper beltz
Martorri hosto freskoak

1. Oilasko hankak erabiltzen badituzu, moztu hanka bakoitza hiru zatitan. Oilasko bularretako erdiak erabiltzen badituzu, moztu bular bakoitza 2 hazbeteko zatitan, zati lodiak erditik horizontalean moztu meheagoak izan daitezen. Jarri oilaskoa berriro itxi daitekeen plastikozko poltsa handi batean; alde batera uzteko. Marinada egiteko, konbinatu ½ Kopako koko esnea, baratxuria, jengibrea, martorria, piperrautsa, kuminoa eta kardamomoa ontzi txiki batean. Bota marinada poltsako oilaskoaren gainean. Itxi poltsa eta buelta oilaskoa estaltzeko. Jarri poltsa ontzi ertainean; marinatu hozkailuan 4-6 orduz, poltsa noizean behin buelta emanez.

2. Aurrez berotu parrilla. Zartagin handi batean, berotu 2 koilarakada koko olio su ertainean. Gehitu azenarioak, apioa eta tipula; egosi 6-8 minutuz edo barazkiak samurrak egon arte, noizean behin irabiatuz. Gehitu jalapeñoak; egosi eta berriro nahastu 1 minutuz. Gehitu xukatu gabeko tomateak eta tomate saltsa. Ekarri irakiten; sukarra murriztu. Egosi estali gabe 5 minutu inguru edo saltsa pixka bat loditzen den arte.

3. Xukatu oilaskoa, marinada baztertuz. Jarri oilasko zatiak geruza bakarrean berotu gabeko labeko xafla batean. Egosi 5 eta 6 hazbeteko sutik 8-10 minutuz edo oilaskoa arrosa ez den arte, egosketaren erdian behin buelta emanez. Gehitu egositako oilasko zatiak eta gainerako ¼ Kopako koko-esnea tomate frijitutako nahasketara. Egosi

1 edo 2 minutuz edo berotu arte. Kendu sutik; nahastu garam masala.

4. Moztu kuiatxoen muturrak. Moztu kuiatxoak zerrenda luze eta meheetan Julienne mozteko tresna erabiliz. Berotu gainerako 2 koilarakada koko olio su ertain-altuan zartagin handi batean. Gehitu kalabazin zerrendak eta piper beltza. Egosi eta bota 2 edo 3 minutuz edo kalabazina kurruskaria izan arte.

5. Zerbitzatzeko, banatu kuiatxoak lau platerren artean. Oilasko nahasketarekin gain. Martorri hostoekin apaindu.

RAS EL HANOUT OILASKO PLATERAK

PRESTAKETA:20 minutu egosteko: 40 minuturako: 4 anoa

RAS EL HANOUT KONPLIKATUA DAETA MAROKOKO ESPEZIEN NAHASKETA EXOTIKOA. ESALDIAK "DENDA-BURUA" ESAN NAHI DU ARABIERAZ, ESPEZIA-SALTZAILEAK ESKAINTZEN DITUEN ESPEZIA ONENEN NAHASKETA BEREZIA DELA ADIERAZTEN DU. EZ DAGO RAS EL HANOUT-ERAKO ERREZETA ZEHATZIK, BAINA JENGIBREA, ANISA, KANELA, INTXAUR MUSKATUA, PIPER ALEAK, ALEAK, KARDAMOMOA, LORE LEHORRAK (ESATE BATERAKO IZPILIKUA ETA ARROSA), NIGELLA, MAZA, GALANGA ETA TURMERIC KONBINAZIOA BILTZEN DITU.

- 1 koilarakada beheko kumino
- 2 koilarakada beheko jengibre
- 1 koilarakada eta erdi piper beltz
- 1 koilarakada eta erdi ehotutako kanela
- 1 koilarakada martorri ehoa
- 1 koilaratxo piper piper
- 1 koilaratxo piper behean
- ½ koilarakada ehoko ale
- ¼ koilaratxo beheko intxaur muskatua
- 1 koilaratxo azafrai hari (aukerakoa)
- 4 koilarakada koko olio findurik
- 8 oilasko hankak hezurrean
- 1 8 ontzako pakete perretxiko freskoak, xerratan
- 1 Kopako tipula txikituta
- 1 Kopako piper gorri, horia edo berdea txikituta (1 handi)
- 4 Roma tomateak, haziak eta txikituta
- 4 baratxuri ale, txikituta
- 2 13,5 oz lata koko esne naturala (adibidez, Nature's Way)
- 3-4 koilarakada limoi freskoa
- 1/4 Kopako cilantro freskoa fin-fin txikituta

1. Ras el hanouterako, mortero ertainean edo ontzi txiki batean, konbinatu kuminoa, jengibrea, piper beltza, kanela, martorria, piperbeltza, piperra, ale, intxaur muskatua eta, nahi izanez gero, azafraia. Ehotzeko pesta batekin edo koilara batekin irabiatu ondo nahasteko. Alde batera uzteko.

2. Berotu 2 koilarakada koko olio zartagin handi batean su ertainean. Oilasko hankak ras el hanout koilarakada batekin hautseztatu. Gehitu oilaskoa zartaginera; egosi 5-6 minutuz edo urrezko marroia arte, egosketaren erdian behin buelta emanez. Kendu oilaskoa zartaginetik; epel mantendu

3. Zartagin berean, koko olioaren gainerako 2 koilarakada su ertainean berotu. Gehitu perretxikoak, tipula, piper gozoa, tomatea eta baratxuria. Egosi eta irabiatu 5 minutu inguru edo barazkiak samurrak egon arte. Nahastu koko esnea, limoi zukua eta koilarakada 1 ras el hanout. Itzuli oilaskoa zartaginera. Ekarri irakiten; sukarra murriztu. Egosi, estalita, 30 minutu inguru edo oilaskoa samurra egon arte (175 °F).

4. Zerbitzatu oilaskoa, barazkiak eta salsa ontzietan. Martorriarekin apaindu.

Oharra: Gorde hondarrak Ras el Hanout ontzi itxi batean gehienez hilabetez.

STAR FRUIT ADOBO OILASKO HANKAK ESPINAKAK FRIJITUEKIN

PRESTAKETA:40 minutu marinatzeko: 4 eta 8 ordu egosteko: 45 minuturako: 4 anoa

BEHARREZKOA IZANEZ GERO, LEHORTUMARINADATIK ATERA ONDOREN PAPEREZKO ESKUOIHAL BATEKIN ZARTAGINEAN GORRITU BAINO LEHEN. HARAGIAREN GAINEAN GERATZEN DEN LIKIDOA OLIO BEROAN SARTZEN DA.

8 oilasko izter hezurrezkoak (1 ½ eta 2 kilo), azalean

¾ Kopako sagar sagardo ozpina edo sagar zukua

¾ Kopako laranja zuku freskoa

½ edalontzi ur

¼ Kopako tipula txikitua

¼ Kopako cilantro freskoa txikituta

4 baratxuri ale, txikituta

½ koilaratxo piper beltz

1 koilarakada oliba olio

1 izar fruta (karambola), xerratan

1 Kopako oilasko hezur-salda (ikus errezeta) edo gatzik gabeko oilasko salda

9 oz espinaka hosto freskoko 2 pakete

Martorri hosto freskoak (aukerakoa)

1. Jarri oilaskoa altzairu herdoilgaitzezko edo esmaltezko labe holandar batean; alde batera uzteko. Konbinatu ozpina, laranja zukua, ura, tipula, ¼ Kopako cilantro txikitua, baratxuria eta piperra ontzi ertain batean; bota oilaskoari. Estali eta utzi hozkailuan marinatzen 4-8 orduz.

2. Jarri oilasko nahasketa holandako labean su ertain-altuan; sukarra murriztu. Estali eta egosi 35-40 minutuz edo oilaskoa arrosa ez den arte (175 °F).

3. Berotu olioa su ertain-altuan zartagin handi batean. Pintzak erabiliz, kendu oilaskoa Holandako labetik eta astiro-astiro itzuli xukatu; egosteko likido erreserba. Oilaskoa gorritu alde guztietatik, sarritan gorritu uniformeki.

4. Bitartean, saltsarako, iragazi sukaldeko likidoa; itzuli holandar labera. Ekarri irakiten. Egosi 4 minutu inguru murrizteko eta pixka bat loditzeko; gehitu izarrak; irakiten minutu 1 gehiago. Itzuli oilasko saltsa Holandako labera. Kendu sutik; estali beroa mantentzeko.

5. Garbitu zartagina. Bota oilasko hezur-salda zartaginera. Ekarri irakiten su ertain-altuan; nahastu espinakak. Murriztu beroa; egosi 1 edo 2 minutuz edo espinakak zimeldu arte, etengabe nahastuz. Jarri espinakak plater batean. Oilaskoa eta saltsarekin gain. Nahi izanez gero, martorri hostoekin hautseztatu.

OILASKO ETA POBLANO AZA TACOS TXILE MAIONESAREKIN

PRESTAKETA:25 minutu egosketa: 40 minutu 4 anotarako

ZERBITZATU TAKO NAHASI BAINA ZAPORETSU HAUEKSARDEXKA BATEKIN JATEAN AZA-HOSTOTIK ERORTZEN DEN BETEGARRIA HARRAPATZEKO.

1 koilarakada oliba olio

2 piper poblano, haziak (nahi izanez gero) eta txikituta (ikus punta)

½ Kopako tipula txikitua

3 baratxuri ale, txikituta

1 koilarakada gatzik gabeko chili hauts

2 koilarakada beheko kumino

½ koilaratxo piper beltz

1 8 ontzako ketchup gatz gehitu gabe

¾ Kopako oilasko hezur-salda (ikus errezeta) edo gatzik gabeko oilasko salda

1 koilarakada mexikoko oregano lehorra, txikituta

1 ½ kilo hezurrik gabeko oilasko izter azala

10 eta 12 aza-hosto ertain eta handi

Chipotle Paleo Mayo (ikus errezeta)

1. Berotu labea 350° F-ra. Berotu olioa zartagin handi batean su ertain-altuan. Gehitu poblano piperra, tipula eta baratxuria; egosi eta irabiatu 2 minutuz. Nahastu chili hautsa, kuminoa eta piper beltza; egosi eta irabiatu berriro minutu 1 (beharrezkoa izanez gero, jaitsi sua, espeziak erre ez daitezen).

2. Gehitu zartaginera tomate saltsa, oilasko hezur-salda eta oreganoa. Ekarri irakiten. Kontu handiz jarri oilasko hankak tomate nahasketan. Estali zartagina tapa batekin.

Egosi 40 minutu inguru edo oilaskoa bigundu arte (175 °F), oilaskoa erditik buelta emanez.

3. Kendu oilaskoa zartaginetik; hoztu pixka bat. Moztu oilaskoa zati txikitan bi sardexka erabiliz. Nahastu oilasko birrindua zartaginean frijitutako tomate nahasketara.

4. Zerbitzatzeko, oilasko nahasketa aza hostoetan sartu koilara; goiko Chipotle Paleo Mayorekin.

OILASKO GISATUA AZENARIO TXIKIAREKIN ETA TXINAKO AZAREKIN

PRESTAKETA:15 minutu egosi: 24 minutu atseden: 2 minutu: 4 anoa

BABY BOK CHOY OSO DELIKATUA DAETA GEHIEGI EGOSI DAITEKE FLASH BATEAN. ZAPORE KURRUSKARIA ETA FRESKOA MANTENTZEKO, ZIMELDU ETA BUSTI GABE, ZIURTATU ESTALITAKO LAPIKO BEROAN (BEROTIK) LURRUNETAN EGOSI BEHAR DELA 2 MINUTU BAINO GEHIAGO ZERBITZATU AURRETIK.

2 koilarakada oliba olio

1 porru, xerratan (zati zuriak eta berde argiak)

4 edalontzi oilasko hezur-salda (ikus<u>errezeta</u>) edo gatzik gabeko oilasko salda

1 kopa ardo zuri lehorra

1 koilarakada Dijon mostaza (ikus<u>errezeta</u>)

½ koilaratxo piper beltz

1 ezkai fresko adartxo

1 ¼ kilo azalarik gabe, hezurrik gabeko oilasko izterrak, 1 hazbeteko zatitan moztuta

8 ontza haurtxo azenarioak gailurretan, igurtzi, xerratan eta erdira luzera moztuta, edo 2 azenario ertain, alboan moztuta

2 koilarakada limoi-azala fin-fin txikituta (alde batera utzi)

1 koilarakada limoi freskoa

2 bok choy haurtxo buru

½ koilarakada ezkai freskoa txikitua

1. **Berotu 1 koilarakada oliba olio su ertainean lapiko handi batean. Egosi porruak olio beroan 3-4 minutuz edo zimeldu arte. Gehitu oilasko hezur-salda, ardoa, Dijon mostaza, ¼ koilaratxo piperra eta ezkai-adarra. Ekarri irakiten; sukarra murriztu. Egosi 10-12 minutuz edo likidoa heren bat murriztu arte. Baztertu ezkaia adartxoa.**

2. Bitartean, Holandako labe batean, berotu gainerako koilarakada 1 oliba olioa su ertain-altuan. Oilaskoa hautseztatu ¼ koilaratxo piper. Egosi olio beroan 3 minutu inguru edo urrezko marroia arte, noizean behin irabiatuz. Xukatu koipea behar izanez gero. Kontu handiz gehitu salda nahasketa lapikora, zati marroiak kenduz; gehitu azenarioak. Ekarri irakiten; sukarra murriztu. Egosi, estali gabe, 8-10 minutuz edo azenarioak samurrak egon arte. Gehitu limoi zukua. Moztu bok choy erditik luzera. (Bok choy buruak handiak badira, moztu laurdenetan.) Jarri bok choy-a lapikoko oilaskoaren gainean. Estali eta kendu sutik; utzi atseden 2 minutuz.

3. Bota salda azaleko ontzietan. Limoi-azala eta ezkaia txikitua hautseztatu.

OILASKOA ANAARDOEKIN ETA PIPER FRIJITUA ENTSALADA PAPERAREKIN

HASIERATIK AMAIERARA:45 minutu baino lehen: 4 eta 6 anoa

BI FITXATEGI MOTA AURKITUKO DITUZUKOKO OLIOA APALETAN: FINDUA ETA BIRJINA ESTRA EDO FINDU GABEKOA. IZENAK DIOEN BEZALA, KOKO-OLIO BIRJINA ESTRA KOKO FRESKO ETA GORDINAREN LEHEN PRENTSAKETATIK DATOR. BETI DA AUKERARIK ONENA SU ERTAINEAN EDO ERTAINEAN EGOSTEN DENEAN. KOKO OLIO FINDUAK KE-PUNTU HANDIAGOA DU, BERAZ, ERABILI TENPERATURA ALTUETAN EGOSTEN DENEAN BAKARRIK.

- 1 koilarakada koko olio findu
- 1 ½ eta 2 kilo azalarik gabe, hezurrik gabeko oilasko izterrak, zerrenda meheetan moztuta
- 3 piper gorri, laranja eta/edo horia, zurtoinak, haziak kendu eta xerra finetan moztuta
- 1 tipula gorri, luzera erdira eta xerra finetan moztuta
- 1 koilarakada laranja azala fin-fin txikituta (alde batera utzi)
- ½ Kopako laranja zuku freskoa
- 1 koilarakada jengibre freskoa txikituta
- 3 baratxuri ale, txikituta
- 1 Kopako gatzik gabeko anaardoak, erreak eta gutxi gorabehera txikituta (ikus punta)
- ½ Kopako txalota berde xerratan (4)
- 8-10 gurina edo iceberg letxuga hosto

1. Berotu koko olioa su bizian wok edo zartagin handi batean. Gehitu oilaskoa; egosi eta irabiatu 2 minutuz. Gehitu piperrak eta tipulak; egosi eta irabiatu 2 edo 3 minutuz edo barazkiak biguntzen hasi arte. Kendu oilaskoa eta barazkiak wok-etik; epel mantendu

2. Garbitu wok-a paperezko eskuoihal batekin. Gehitu laranja zukua wok-era. Egosi 3 minutu inguru edo zukuak irakiten arte eta pixka bat murriztu. Gehitu jengibrea eta baratxuria. Egosi eta irabiatu 1 minutuz. Itzuli oilasko eta piper nahasketa wok-era. Nahastu laranja azala, anaardoak eta txalotak. Zerbitzatu entsalada hostoen gainean botaz.

OILASKO VIETNAMDAR KOKOAREKIN ETA LIMOI-BELARRAREKIN

HASIERATIK AMAIERARA: Duela 30 minutu: 4 anoa

KOKO CURRY AZKAR HAUMOZTEN HASTEN ZARENETIK 30 MINUTUTAN EGON DAITEKE MAHAI GAINEAN, ASTE ERDIKO AFARI APROPOSA BIHURTUZ.

- 1 koilarakada findu gabeko koko olioa
- 4 lemongrass zurtoinak (zati argiak soilik)
- 1 3,2 ontzako pakete ostra perretxikoak, txikituta
- 1 tipula handi, xerra finetan, eraztunak erditik moztuta
- 1 jalapeño freskoa, hazia eta fin-fin txikituta (ikus punta)
- 2 koilarakada jengibre freskoa txikituta
- 3 baratxuri ale txikituta
- 1 ½ kilo azalarik gabe, hezurrik gabeko oilasko izterrak, xerra meheetan eta zati txikitan moztuta
- ½ Kopako koko esne naturala (esaterako, Nature's Way)
- ½ Kopako oilasko hezur-salda (ikus errezeta) edo gatzik gabeko oilasko salda
- 1 koilarakada gatzik gabeko curry hauts gorria
- ½ koilaratxo piper beltz
- ½ Kopako albahaka hosto freskoa txikituta
- 2 koilarakada limoi freskoa
- Goxoki gabeko koko malutak (aukerakoa)

1. Berotu koko olioa zartagin handi batean su ertainean. Gehitu lemongrass; egosi eta irabiatu 1 minutuz. Gehitu perretxikoak, tipula, jalapeñoa, jengibrea eta baratxuria; egosi eta irabiatu 2 minutuz edo tipula apur bat bigundu arte. Gehitu oilaskoa; egosi 3 minutu inguru edo oilaskoa egosi arte.

2. Nahastu koko esnea, oilasko hezur-salda, curry hautsa eta piper beltza ontzi txiki batean. Gehitu zartaginean oilasko nahasketari; egosi minutu 1 edo likidoa apur bat loditu arte. Kendu sutik; gehitu albahaka freskoa eta limoi zukua. Nahi izanez gero, zatiak kokoarekin hautseztatu.

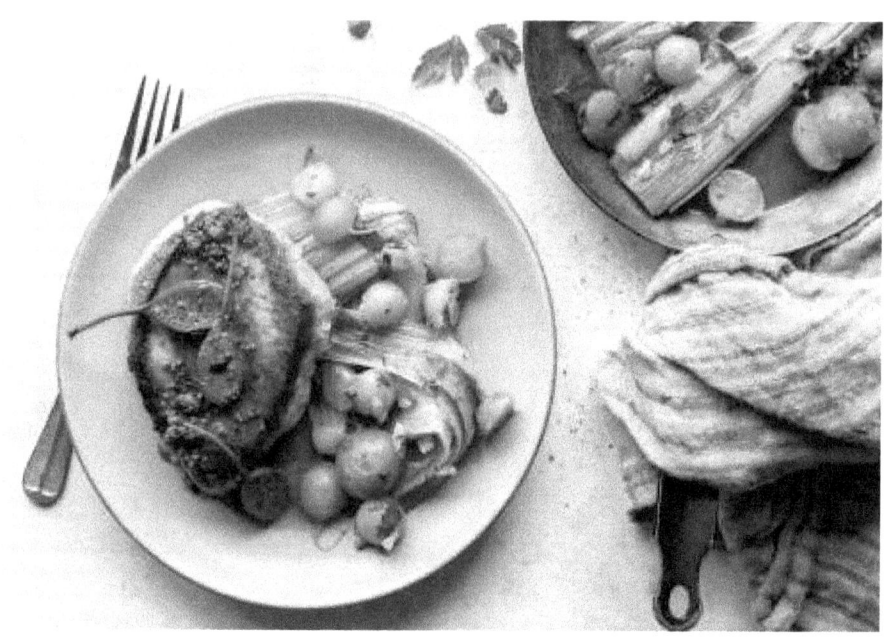

OILASKO PLANTXAN ETA SAGAR ESKAROLA ENTSALADA

PRESTAKETA:30 minutuz parrillan: 12 minutuz 4 anotarako

SAGAR GOZOAGOAK GUSTATZEN BAZAIZKIZU,JOAN EZTI KURRUSKARIAREKIN. SAGAR GARRATZA GUSTATZEN BAZAIZU, ERABILI GRANNY SMITH BAT EDO, OREKA LORTZEKO, PROBATU BI BARIETATEEN NAHASKETA BAT.

- 3 Honeycrisp edo Granny Smith sagar ertain
- 4 koilarakada oliba olio birjina estra
- ½ Kopako txalota fin-fin txikituta
- 2 koilarakada perrexil freskoa txikituta
- 1 koilarakada hegazti ongailu
- Eskarola 3 burutik 4ra, laugarrena
- 1 libra beheko oilaskoa edo indioilar bularra
- ⅓ Kopako hur erreak txikituta *
- ⅓ kopa frantseseko ozpin-ozpin klasikoaren (ikuserrezeta)

1. Erditik moztu eta muina. Zuritu eta fin-fin txikitu sagarren
   1. Berotu 1 koilaratxo oliba olio su ertainean zartagin ertainean. Gehitu txikitutako sagarra eta txalota; egosi bigundu arte. Nahastu perrexila eta hegazti ongarria elkarrekin. Utzi hozteko.

2. Bitartean, kendu gainerako 2 sagarrak eta moztu itzazu zatitan. Sagar zatien eta eskarola moztutako aldeak ornitu gainerako oliba olioarekin. Konbinatu oilaskoa eta hoztutako sagar nahasketa ontzi handi batean. Zortzi zatitan banatu; moldatu zati bakoitza 2 hazbeteko diametroko patty batean.

3. Egur-ikatza edo gas parrilla baterako, jarri oilasko albondigak eta sagar xerrak zuzenean parrillan su ertainean. Estali eta plantxan 10 minutuz, egosketaren erdian behin buelta emanez. Gehitu eskarola, moztu aldeak behera. Estali eta parrillan 2-4 minutuz edo eskarola apur bat kiskalita egon arte, sagarrak samurrak eta oilasko pattak egosi arte (165 °F).

4. Eskarola gutxi gorabehera txikitu. Zatitu eskarola lau plateretan. Ezin hobea oilasko albondigekin, sagar xerrarekin eta hurrekin. Ondu frantseseko ozpin-ozpin klasiko batekin.

* Aholkua: hurrak txigortzeko, berotu labea 350° F-ra. Zabaldu fruitu lehorrak geruza bakarrean sakonera gutxiko zartagin batean. Egosi 8-10 minutuz edo arinki txigortu arte, behin irabiatuz, uniformeki xigortzeko. Hoztu apur bat intxaurrak. Jarri intxaurrak epelak sukaldeko eskuoihal garbi batean; igurtzi eskuoihalarekin larruazala kentzeko.

TOSKANAKO OILASKO ZOPA AZA BELTZ-ZERRENDEKIN

PRESTAKETA:15 minutu egosi: 20 minutu: 4 eta 6 anotarako

PESTO KOILARAKADA BAT—AUKERATU ALBAHAKA EDO ARUGULA— GEHITU EZOHIKO ZAPOREA GATZIK GABEKO HEGAZTI SALTSAREKIN EGINDAKO ZOPA ZAPORETSU HONI. KALE ZINTAK AHALIK ETA DISTIRATSUEN ETA ELIKAGARRIEN MANTENTZEKO, EGOSI ITZAZU ZIMELDU ARTE.

1 libra beheko oilaskoa

2 koilarakada gatzik gabeko hegazti ongarri

1 koilaratxo fin-fin txikituta limoi-azala

1 koilarakada oliba olio

1 Kopako tipula txikituta

½ Kopako azenario txikituta

1 Kopako apio txikitua

4 baratxuri ale, xerratan

4 edalontzi oilasko hezur-salda (ikuserrezeta) edo gatzik gabeko oilasko salda

1 14,5 ontzako tomate errea gatzik gehitu gabe, xukatu gabe

1 Lacinato aza sorta (Toskana), zurtoina, zerrendatan moztuta

2 koilarakada limoi freskoa

1 koilaratxo txikitutako ezkai freskoa

Albahaka edo Suziria Pestoa (ikuserrezetak)

1. Ontzi ertain batean, konbinatu beheko oilaskoa, hegazti ongailuak eta limoi-azala. Ondo nahastu.

2. Berotu oliba olioa su ertainean Holandako labe batean. Gehitu oilaskoa, tipula, azenarioa eta apioa nahasketa; egosi 5-8 minutuz edo oilaskoa arrosa ez den arte, egurrezko koilara batekin nahastuz haragia apurtzeko eta baratxuri aleak gehituz egosketaren azken minutuan.

Gehitu oilasko hezur-salda eta tomateak. Ekarri irakiten; sukarra murriztu. Estali eta egosi 15 minutuz. Gehitu kalea, limoi zukua eta ezkaia. Egosi, estali gabe, 5 minutu inguru edo aza zimeldu arte.

3. Zerbitzatzeko, bota zopa ontzietan eta apaindu albahaka edo txupinazoa.

OILASKO LARB

PRESTAKETA:15 minutu egosteko: 8 minutu hozteko: 20 minuturako: 4 anoa

THAILANDIAKO PLATER EZAGUNAREN BERTSIO HAULETXUGA HOSTOETAN ZERBITZATUTAKO OILASKO ETA BARAZKIAK OSO ARINA ETA ZAPORETSUA DA, OSAGAIEN ZERRENDAN IZAN OHI DIREN AZUKRE, GATZA ETA ARRAIN SALTSA GEHITU GABE (SODIO ASKO DUENA). BARATXURIAREKIN, THAILANDIAR PIPERMINAREKIN, LIMOI-BELARRA, LIMOI-AZALA, LIMOI ZUKUA, MENDA ETA MARTORRIAREKIN, EZ DUZU GALDU NAHI IZANGO.

- 1 koilarakada koko olio findu
- 2 kilo oilaskoa (% 95 giharrak edo bularretakoak)
- 8 ontza xanpain perretxikoak, fin-fin txikituta
- 1 Kopako tipula gorri fin-fin txikituta
- 1 edo 2 thai pipermin, haziak eta fin-fin txikituta (ikuspunta)
- 2 koilarakada baratxuri xehatuta
- 2 koilarakada fin-fin txikituta lemongrass *
- ¼ koilaratxo xehatutako ale
- ¼ koilaratxo piper beltza
- 1 koilarakada fin-fin txikituta limoi azala
- ½ Kopako limoi freskoa
- ⅓ Kopako ondo bilduta, menda hosto freskoa txikituta
- ⅓ Kopako ondo bilduta, cilantro freskoa txikitua
- 1 iceberg letxuga bakoitza, hostoetan moztuta

1. Berotu koko olioa zartagin handi batean su ertain-altuan. Gehitu beheko oilaskoa, perretxikoak, tipula, pipermina, baratxuria, lemongrass, ale eta piper beltza. Egosi 8-10 minutuz edo oilaskoa egosi arte, egurrezko koilara batekin nahastuz haragia prestatzen den bitartean apurtzeko. Xukatu behar izanez gero. Transferitu oilasko nahasketa oso ontzi handi batera. Utzi hozten 20 minutu

inguru edo giro-tenperatura baino apur bat berotu arte, noizean behin irabiatuz.

2. Nahastu limoiaren azala, limoi zukua, menda eta martorria oilaskoaren nahasketara. Zerbitzatu letxuga hostoetan.

* Aholkua: limoi-belarra egiteko, labana zorrotz bat behar duzu. Moztu zurezko zurtoina zurtoinaren oinarritik eta landarearen goialdean dauden hosto berde gogorrak. Kendu kanpoko bi geruza sendoagoak. 6 hazbete inguruko luzera eta zuri hori-zurbila duen limoi-belarra izan beharko zenuke. Moztu zurtoina erditik horizontalean, ondoren erdi bakoitza berriro erditik moztu. Ebaki zurtoinaren laurden bakoitza oso fin-fin.

OILASKO HANBURGESA SZECHWAN ANAARDO SALTSAREKIN

PRESTAKETA:30 minutu egosten: 5 minutu plantxan: 14 minutu 4 anotarako

BEROTZEAN SORTUTAKO PIPERMIN OLIOAOLIBA OLIOA PIPERMIN TXIKITUAREKIN BESTE MODU BATZUETAN ERE ERABIL DAITEKE. ERABILI BARAZKI FRESKOAK SALTEATZEKO EDO TXILI-OLIOAREKIN BUSTITZEKO ERRE AURRETIK.

- 2 koilarakada oliba olio
- ¼ koilaratxo piper gorri txikitua
- 2 edalontzi anaardo gordinak, txigortuak (ikus punta)
- ¼ kopa oliba olio
- ½ Kopako kalabazin txikitua
- 1/4 Kopako tipulina fin-fin txikituta
- 2 baratxuri ale, txikituta
- 2 koilarakada limoi-azala fin-fin txikituta
- 2 koilarakada jengibre birrindu berri
- 1 libra beheko oilaskoa edo indioilar bularra

SZECHWAN ANAARDO SALTSA

- 1 koilarakada oliba olio
- 2 koilarakada txalota fin-fin txikituta
- 1 koilarakada jengibre birrindu freskoa
- 1 koilarakada txinatar bost espezia hauts
- 1 koilarakada limoi freskoa
- 4 entsalada berde hosto edo gurina

1. Txile-oliorako, oliba olioa eta piper gorri txikitua kazola batean konbinatu. Berotu su baxuan 5 minutuz. Kendu sutik; hozten utzi.

2. Anaardo-gurinarentzat, jarri anaardoak eta koilarakada 1 oliba olio irabiagailuan. Estali eta nahastu kremtsua izan

arte, behar den neurrian alboak arrastatzeari utzi eta oliba olio gehiago gehituz, koilarakada 1 aldi berean, ¼ kopa guztia erabili arte eta gurina oso biguna egon arte; alde batera uzteko.

3. Nahastu kalabazin, tipulina, baratxuria, limoi-azala eta 2 koilarakada jengibre ontzi handi batean. Gehitu beheko oilaskoa; ondo nahastu. Osatu oilasko nahasketa ½ hazbeteko lodierako lau albondigak.

4. Egur-ikatza edo gas parrilla baterako, jarri pastelak koipeztaturiko parrillan zuzenean su ertainean. Estali eta plantxan 14-16 minutuz edo egin arte (165 °F), egosketaren erdian behin buelta emanez.

5. Bitartean, saltsarako, oliba olioa su ertainean berotu zartagin txiki batean. Gehitu txalota eta koilarakada 1 jengibre; egosi su ertainean 2 minutuz edo txalotak bigundu arte. Gehitu ½ Kopako anaardo-gurina (hoztu astebete arte anaardo-gurin sobra), piper-olioa, limoi zukua eta bost espezi-hautsa. Egosi beste 2 minutuz. Kendu sutik.

6. Zerbitzatu albondigak letxuga hostoen gainean. Ondu saltsarekin.

TURKIAKO OILASKO BILGARRIA

PRESTAKETA: 25 minutu atseden hartu: 15 minutu egosten: 8 minutu Edaten du: 4 eta 6 anoa

"BAHARAT" BESTERIK GABE "ESPEZIA" ESAN NAHI DU ARABIERAZ. EKIALDE HURBILEKO SUKALDARITZAN ESPEZIE POLIFAZETIKOA, ARRAIN, HEGAZTI ETA HARAGI IGURTZI GISA ERABILTZEN DA EDO OLIBA OLIOAREKIN NAHASTUTA ETA BARAZKI MARINADA GISA ERABILTZEN DA. KANELA, KUMINOA, MARTORRIA, ALE ETA PIPERRAUTSA BEZALAKO ESPEZIA EPEL ETA GOZOEN KONBINAZIOAK BEREZIKI AROMATIKOA EGITEN DU. MENTA LEHORRA GEHITZEA TURKIAKO BIRA BAT DA.

⅓ Kopako abrikot lehorrak ondu gabe

⅓ Kopako piku lehorrak txikituta

1 koilarakada findu gabeko koko olioa

1 ½ libra beheko oilasko bularkia

3 edalontzi txikitutako porru (zati zuriak eta berde argiak soilik) (3)

⅔ piper goxo ertaineko berde edo/eta gorri, xerra mehean

2 koilarakada Baharat espezie (ikus errezeta, azpian)

2 baratxuri ale, txikituta

1 Kopako tomate hazirik gabeko txikituta (2 ertainak)

1 Kopako txikituta, hazirik gabeko pepino (erdi erdia)

½ Kopako gatz gabeko pistatxoak, txigortuak (ikus punta)

¼ Kopako menda freskoa txikituta

1/4 Kopako perrexil freskoa txikitua

8 eta 12 hosto handi edo bibb letxuga

1. Jarri abrikotak eta pikuak ontzi txiki batean. Gehitu ⅔ Kopako ur irakiten; utzi atseden 15 minutuz. Xukatu, ½ kopa likido erreserbatuz.

2. Bitartean, zartagin handi batean, koko olioa su ertainean berotu. Gehitu beheko oilaskoa; egosi 3 minutuz, egurrezko koilara batekin nahastuz haragia prestatzen den bitartean apurtzeko. Gehitu porruak, piper gozoa, Baharat ongailuak eta baratxuria; egosi eta irabiatu 3 minutu inguru edo oilaskoa egosi arte eta piperra samurra dagoen arte. Gehitu abrikotak, pikuak, erreserbatutako likidoa, tomateak eta pepinoa. Egosi eta irabiatu 2 minutuz edo tomateak eta pepinoak lehertzen hasi arte. Nahastu pistatxoak, menda eta perrexila.

3. Zerbitzatu oilaskoa eta barazkiak entsalada hostoetan.

Baharat ongarri: Ontzi txiki batean, konbinatu 2 koilarakada piperrauts gozo; 1 koilarakada piper beltz; 2 koilarakada menda lehorra, fin-fin txikituta; 2 koilarakada beheko kumino; 2 koilarakada beheko martorri; 2 koilarakada beheko kanela; 2 koilarakada beheko ale; 1 koilarakada beheko intxaur muskatua; eta koilaratxo 1 kardamomo behean. Gorde ondo itxitako ontzi batean giro-tenperaturan. Kopa erdi inguru ematen du.

ESPAINIAKO KORNUALLES OILOAK

PRESTAKETA:10 minutu egosteko: 30 minutu erretzeko: 6 minutu egosteko: 2 eta 3 anoa

ERREZETA HAU EZIN DA SINPLEAGOA IZAN- ETA EMAITZAK GUZTIZ IKARAGARRIAK DIRA. PAPRIKA, BARATXURI ETA LIMOI KETU ASKOK ZAPORE BIKAINA EMATEN DIE TXORI TXIKI HAUEI.

2 1 ½ libra Cornish oilasko, desizoztuta izoztuta badago

1 koilarakada oliba olio

6 baratxuri ale, txikituta

2-3 koilarakada piperrauts gozo ketua

¼ eta ½ koilaratxo piper piper (aukerakoa)

2 limoi, laurdenetan

2 koilarakada perrexil freskoa txikitua (aukerakoa)

1. Berotu labea 375 °F-ra. Ehiza-oiloak laurdenak egiteko, erabili sukaldeko zizaila edo labana zorrotz bat bizkarrezurra estuaren bi aldeetan mozteko. Ireki txoria tximeletarekin eta moztu oilaskoa erditik bularretik. Kendu atzeko zatiak azala eta haragia moztuz izterrak bularretik bereiziz. Mantendu hegala eta bularra osorik. Igurtzi oliba olioa Kornuallesko oilasko zatietan. Baratxuri txikitua hautseztatu.

2. Jarri oilasko zatiak, azala gora, labeko ontzi handi batean. Bota piperrauts ketua eta piper kaiena. Laugarren limoi bat estutu oilaskoetan; gehitu limoi laurdenak zartaginera. Biratu oilasko zatiak azala behera zartaginera. Estali eta labean 30 minutuz. Kendu zartagina labetik.

3. Aurrez berotu parrilla. Bihurritu piezak pintekin. Egokitu labeko parrilla. Sutik 4-5 hazbeteko parrillan 6-8 minutuz

azala urreztatu arte eta oilaskoa egosi arte (175 °F). Ondu zartagineko zukuekin. Nahi izanez gero, hautseztatu perrexila.

KORNUALLES OILASKOAK PISTATXO ETA TXUPINAZOAREKIN, ABRIKOT ETA MIHILU ENTSALADAREKIN

PRESTAKETA:30 minutu hotz: 2 eta 12 ordu Errea: 50 minutu atseden: 10 minutu 8 anotarako

PISTATXOA EGINDAKO PESTOAPERREXILA, EZKAIA, BARATXURIA, LARANJA AZALA, LARANJA ZUKUA ETA OLIBA OLIOA TXORI BAKOITZAREN AZALAREN AZPIAN BETETZEN DA MARINATZEKO.

- 4 Kornualles joko-oiloak 20 eta 24 ontzakoak
- 3 edalontzi pistatxo gordinak
- 2 koilarakada italiar perrexil freskoa txikituta (hosto lauak)
- 1 koilarakada ezkaia txikituta
- 1 baratxuri ale handi, txikituta
- 2 koilarakada laranja azala fin-fin txikituta
- 2 koilarakada laranja zuku freskoa
- ¾ Kopako oliba olio
- 2 tipula handi, xerra finetan
- ½ Kopako laranja zuku freskoa
- 2 koilarakada limoi freskoa
- ¼ koilaratxo piper beltz eho berria
- ¼ koilarakada mostaza lehorra
- 2 5 ontzako arugula pakete
- 1 mihilu erraboila handi, xerra mehean
- 2 koilarakada mihilu hosto txikituta
- 4 abrikot, zati meheetan moztuta

1. Garbitu Kornualles ehiza-oiloen barrunbea. Lotu hankak %100 kotoizko sukaldeko sokarekin. Lerratu hegoak gorputzaren azpian; alde batera uzteko.

2. Konbinatu pistatxoak, perrexila, ezkaia, baratxuria, laranja azala eta laranja zukua elikagai-prozesadorean edo irabiagailuan. Nahastu ore latza sortu arte. Prozesadorea martxan dagoela, gehitu ¼ kopa oliba olio korronte geldo eta egonkor batean.

3. Erabili hatzak oilasko bularraldeko azala askatzeko poltsiko bat sortzeko. Zabaldu pistatxo-nahasketaren laurden bat uniformeki azalaren azpian. Errepikatu gainerako oilasko eta pistatxo nahasketarekin. Zabaldu tipula xerratan zartaginaren behealdean; jarri oiloak, bularra gora, tipulen gainean. Estali eta hozkailuan 2-12 orduz.

4. Berotu labea 425 °F-ra. Oilaskoa errea 30-35 minutuz edo izterreko muskuluan sartutako berehalako irakurketa-termometroak 175 °F irakurtzen duen arte.

5. Bitartean, ontzeko, konbinatu laranja zukua, limoi zukua, piperra eta mostaza ontzi txiki batean. Ondo nahastu. Gehitu gainerako ½ Kopako oliba olioa korronte motel eta etengabean, etengabe nahastuz.

6. Entsaladarako, konbinatu suziria, mihilua, mihilu hostoak eta abrikotak ontzi handi batean. Ondu arinki espeziekin; ondo botata. Erreserbatu janzkera osagarria beste helburu batzuetarako.

7. Kendu oilaskoak labetik; luzatu izara batekin solte eta utzi atseden 10 minutuz. Zerbitzatzeko, banatu uniformeki entsalada zortzi plateretan. Moztu oilaskoak erditik luzera; jarri oilaskoen erdia entsaladen gainean. Zerbitzatu berehala.

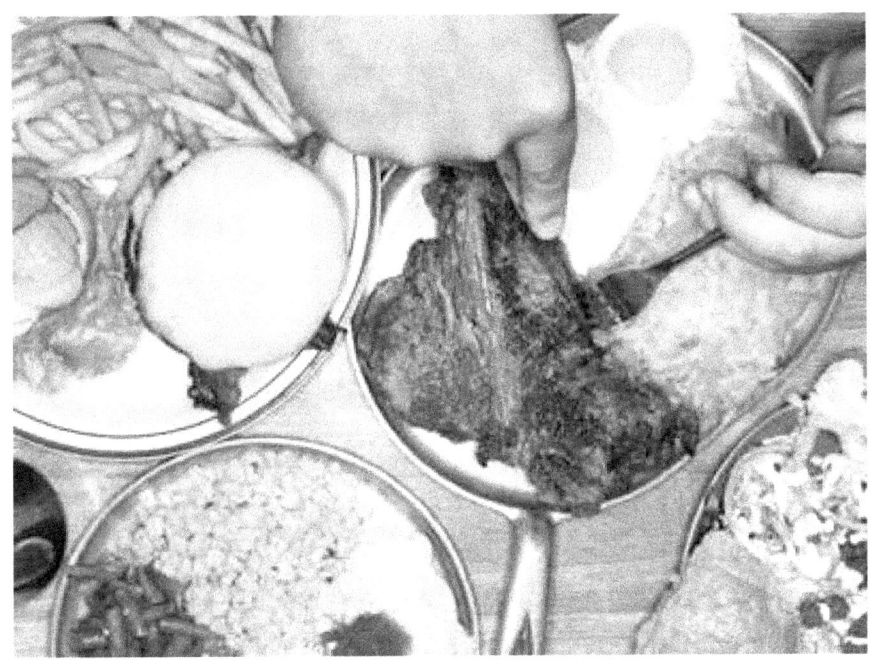

INDIOILAR ERREA BARATXURI SUSTRAI PUREAREKIN

PRESTAKETA:Ordu 1 Erretzea: 2 ordu 45 minutu Atsedenaldia: 15 minutu Ematen du: 12 eta 14 anoa

BILATU INDIOILAR BAT DUENEZ ZEN GATZAREKIN INJEKTATU. ETIKETAK "BULTZATUA" EDO "AUTO-FLUXUA" ESATEN BADU, ZIURRENIK SODIOZ ETA BESTE GEHIGARRIZ BETETA EGONGO DA.

1 indioilar 12 eta 14 kilo

2 koilarakada Mediterraneoko janzkera (ikus errezeta)

¼ kopa oliba olio

3 kilo azenario ertainak, zuritu, xerratan eta erdira edo laurdenetan banatuta

1 errezeta Baratxuri-sustrai purea (ikus errezeta, azpian)

1. Berotu labea 425 ° F-ra. Kendu lepoa eta indioilarrari; nahi izanez gero, beste erabilera batzuetarako eskatu. Zuritu astiro-astiro azala bularraren ertzetik. Irristatu behatzak azalaren azpian bularraldean eta txuletaren gainean poltsiko bat sortzeko. Koilara 1 koilarakada Mediterraneoko Baldintza azalaren azpian; erabili behatzak bularrean eta txuletetan uniformeki zabaltzeko. Lepoko azala atzera bota; pintxoekin lotu. Pasatu makilen muturrak larruzko uhalaren azpian buztanetik. Larruzko uhalrik erabilgarri ez badago, lotu txintxoak buztanera %100 kotoizko sukaldeko hariarekin. Biratu hegal-muturrei bizkar azpian.

2. Jarri indioilarra, bularraldea gora, alanbre-euskarri baten gainean, zartagin oso zabal batean. Indioilarra 2 koilarakada olioarekin garbitu. Bota indioilarra

gainontzeko Mediterraneoko janzkerarekin. Sartu haragi-termometro bat izterraren barneko muskuluaren erdian; termometroak ez du hezurra ukitu behar. Estali indioilarra aluminiozko paperarekin.

3. 30 minutuz erre. Murriztu labearen tenperatura 325 gradu F-ra. Errea ordu 1 1/2. Ontzi handi batean, konbinatu azenarioak eta gainerako 2 koilarakada olioa; larruari bota. Zabaldu azenarioak labeko xafla handi batean. Kendu papera indioilarrari eta moztu larruzko uhala edo katea pin artean. Erre azenarioak eta indioilarra beste 45 minutuz eta ordu 1¼ arte edo berehala irakurtzeko termometro batek 175 °F erregistratu arte.

4. Kendu indioilarra labetik. Estalkia; utzi 15-20 minutuz zizelkatu aurretik. Zerbitzatu indioilarra azenarioarekin eta baratxuri purearekin.

Baratxuri-sustrai purea: moztu eta zuritu 3 eta 3½ kilo rutabaga eta 1½ eta 2 kilo apioa erro; 2 hazbeteko zatitan moztu. 6 litroko lapiko batean, egosi erremolatxa eta apio-erroa nahikoa ur irakinetan 25-30 minutuz estaltzeko edo oso samurra arte. Bitartean, kazola batean, konbinatu 3 koilarakada oliba olio birjina estra eta 6-8 baratxuri ale xehatuta. Su motelean egosi 5-10 minutuz edo baratxuria oso lurrintsua izan arte, baina ez urrezkoa izan arte. Gehitu arretaz ¾ kopa oilasko hezur-salda (ikus<u>errezeta</u>) edo gatzik gabeko oilasko salda. Ekarri irakiten; kendu berotik. Xukatu barazkiak eta itzuli ontzira. Berretu barazkiak patata-mahagailu batekin edo irabiatu nahasgailu elektrikoarekin su baxuan. Gehitu ½ koilaratxo piper beltza. Pixkanaka pure edo irabiatu salda nahasketara barazkiak nahastu eta ia leun egon arte. Behar izanez gero, gehitu ¼ kopa oilasko hezur-salda nahi duzun koherentzia lortzeko.

INDIOILAR BULARKIA PESTO ETA TXUPINAZO ENTSALADAZ BETEA

PRESTAKETA:30 minutu erre: ordu 1 eta 30 minutu atseden: 20 minutu: 6 anoa

HAU HARAGI ZURIAREN ZALEENTZAT DAHOR KANPOAN: INDIOILAR BULARKI KURRUSKARIA EGUZKITAN LEHORTUTAKO TOMATEZ, ALBAHAKA ETA MEDITERRANEOKO BELARREZ BETEA. HONDAKINEK BAZKARI BIKAINA EGITEN DUTE.

- 1 Kopako ondu gabeko tomate lehorrak (ez dira oliotan sartuta)
- 1 erdi 4 libra hezurrik gabeko indioilar bularra azalarekin
- 3 koilarakada Mediterraneoko janzkera (ikus<u>errezeta</u>)
- 1 Kopako albahaka hosto fresko solteak
- 1 koilarakada oliba olio
- 8 ontza haurra suziria
- 3 tomate handi, erdira zatituta eta xerratan
- ¼ kopa oliba olio
- 2 koilarakada ardo beltz ozpin
- piper beltza
- 1 1/2 edalontzi albahaka pesto (ikus<u>errezeta</u>)

1. Berotu labea 375 °F-ra. Bota ontzi txiki batean ur irakiten nahikoa eguzkitako tomateen gainean estaltzeko. Utzi 5 minutuz atseden; garbitu eta fin-fin txikitu.

2. Jarri indioilar bularkia, azala behera, pergamino paper handi batean. Jarri beste film orri bat indioilar gainean. Haragi-mazo baten alde leuna erabiliz, birrindu bularra astiro-astiro, uniformeki banatu arte, ¾ hazbeteko lodiera. Baztertu plastikozko papera. Bota 1 ½ koilarakada Mediterraneoko janzki haragiaren gainean. Amaitu tomateekin eta albahaka hostoekin. Kontu handiz

bildu indioilar bularkia, azala kanpotik mantenduz. %100 kotoizko sukaldeko haria erabiliz, lotu txuleta lau edo sei lekutan, ziurtatzeko. 1 koilarakada oliba olioarekin brotxa. Txuleta hautseztatu Mediterraneoko ongailuaren gainerako 1 1/2 koilaratxoekin.

3. Jarri txuleta erretilu batean sakonera gutxiko zartagin batean, azala gora. Erre, estali gabe, 1,5 orduz. edo erdigunetik gertu txertatutako berehalako irakurketa-termometro batek 165 °F-koa adierazten duen arte eta azala urre koloreko marroia eta kurruskaria izan arte. Kendu indioilarra labetik. Estali solte paperarekin; utzi atseden 20 minutuz zatitu aurretik.

4. Suziria entsaladarako, konbinatu suziria, tomateak, ¼ kopa oliba olioa, ozpina eta piperra ontzi handi batean dastatzeko. Kendu hariak txuletatik. Moztu indioilarra xerra meheetan. Zerbitzatu txupinazo entsalada eta albahaka pestoarekin.

INDIOILAR BULARKIA GEREZI BARBAKOA SALTSAREKIN

PRESTAKETA:15 minutu erretzeko: ordu 1 eta 15 minutu atseden hartzeko: 45 minuturako: 6 eta 8 anotara

HAU ERREZETA BIKAINA DAZERBITZATU JENDETZA PATIOKO PARRILLAN HANBURGESAK EZ DIREN BESTE ZERBAIT EGIN NAHI DUZUNEAN. ZERBITZATU ENTSALADA KURRUSKARI BATEKIN, ESATE BATERAKO, BROKOLI ENTSALADA KURRUSKARI BATEKIN (IKUSERREZETA) EDO BRUSELAKO KIMUEN ENTSALADA (IKUSERREZETA).

- 1 hezurrik gabeko indioilar bularra 4-5 lb
- 3 koilarakada espezi ketua (ikuserrezeta)
- 2 koilarakada limoi freskoa
- 3 koilarakada oliba olio
- 1 Kopako ardo zuri lehorra, adibidez, Sauvignon Blanc
- 1 Kopako gozoki gabeko Bing gerezi freskoak edo izoztuak, gutxi gorabehera zuritu eta txikituta
- ⅓ edalontzi ur
- 1 kopa barbakoa saltsa (ikuserrezeta)

1. Utzi indioilar bularkia giro-tenperaturan 30 minutuz. Berotu labea 325 °F-ra. Jarri indioilar bularkia, azala gora, alanbre-euskarri batean labeko xafla batean.

2. Nahastu ketua janztea, limoi zukua eta oliba olioa ontzi txiki batean pasta bat egiteko. Haragiari azala kendu; Kontu handiz zabaldu orearen erdia azalaren azpian haragiaren gainean. Zabaldu gainerakoa uniformeki azalean. Bota ardoa zartaginaren hondoan.

3. Erre 1¼ - 1 1/2 orduz. edo azala urre koloreko marroia izan arte eta txuleta erdian sartutako berehalako irakurketa-termometro batek (hezurra ukitu gabe) 170 °F-koa adierazten du, zartagina biratuz egosketa denboraren erdira. Utzi atseden hartzen 15-30 minutuz moldatu aurretik.

4. Bitartean, Cherry BBQ Saltsarako, konbinatu gereziak eta ura kazola ertainean. Ekarri irakiten; sukarra murriztu. Egosi, estali gabe, 5 minutuz. Nahasi barbakoa saltsa; egosi 5 minutuz. Zerbitzatu epela edo giro-tenperaturan indioilarrekin batera.

INDIOILAR XERRA ARDOTAN FRIJITUA

PRESTAKETA:30 minutu egosteko: 35 minuturako: 4 anoa

EGOSI INDIOILAR ERREA ZARTAGIN BATEANARDO NAHASKETA BATEAN, ROMA TOMATE TXIKITUAK, OILASKO SALDA, BELAR FRESKOAK ETA PIPERMIN TXIKITUTA ZAPORE HANDIA EMATEN DIOTE. ZERBITZATU ELTZE ITXURAKO PLATER HAU SAKONERA GUTXIKO ONTZIETAN ETA KOILARA HANDIEKIN, MOKADU BAKOITZEAN SALDA ZAPORETSUA LORTZEKO.

2 8-12 ontzako indioilar xerrak, 1 hazbeteko zatitan moztuta

2 koilarakada gatzik gabeko hegazti ongarri

2 koilarakada oliba olio

6 baratxuri ale, txikituta (1 koilarakada)

1 Kopako tipula txikituta

½ Kopako apio txikitua

6 roma tomate, haziak eta txikituta (3 edalontzi inguru)

½ Kopako ardo zuri lehorra, adibidez, Sauvignon Blanc

½ Kopako oilasko hezur-salda (ikus errezeta) edo gatzik gabeko oilasko salda

½ koilaratxo fin-fin txikituta erromero freskoa

¼ eta erdi koilaratxo piper gorri txikitua

½ Kopako albahaka hosto freskoa, txikituta

½ Kopako perrexil freskoa txikituta

1. Ontzi handi batean, bota indioilar zatiak hegazti saltsarekin estaltzeko. Berotu koilarakada 1 oliba olio su ertainean itsasgaitz gabeko zartagin handi batean. Egosi indioilarra olio berotan loteetan, alde guztietatik urrezko marroi arte. (Inoilarra ez da egosi behar.) Plater batera eraman eta berotu.

2. Gehitu gainerako 1 koilarakada oliba olio zartaginean. Igo beroa ertainera. Gehitu baratxuria; egosi eta irabiatu 1

minutuz. Gehitu tipula eta apioa; egosi eta irabiatu 5 minutuz. Gehitu indioilarra eta zartagineko zukuak, tomateak, ardoa, oilasko hezur-salda, erromeroa eta piper gorri txikitua. Murriztu beroa ertain-baxura. Estali eta egosi 20 minutuz, noizean behin irabiatuz. Gehitu albahaka eta perrexila. Estali eta egosi beste 5 minutuz edo indioilarra arrosa ez den arte.

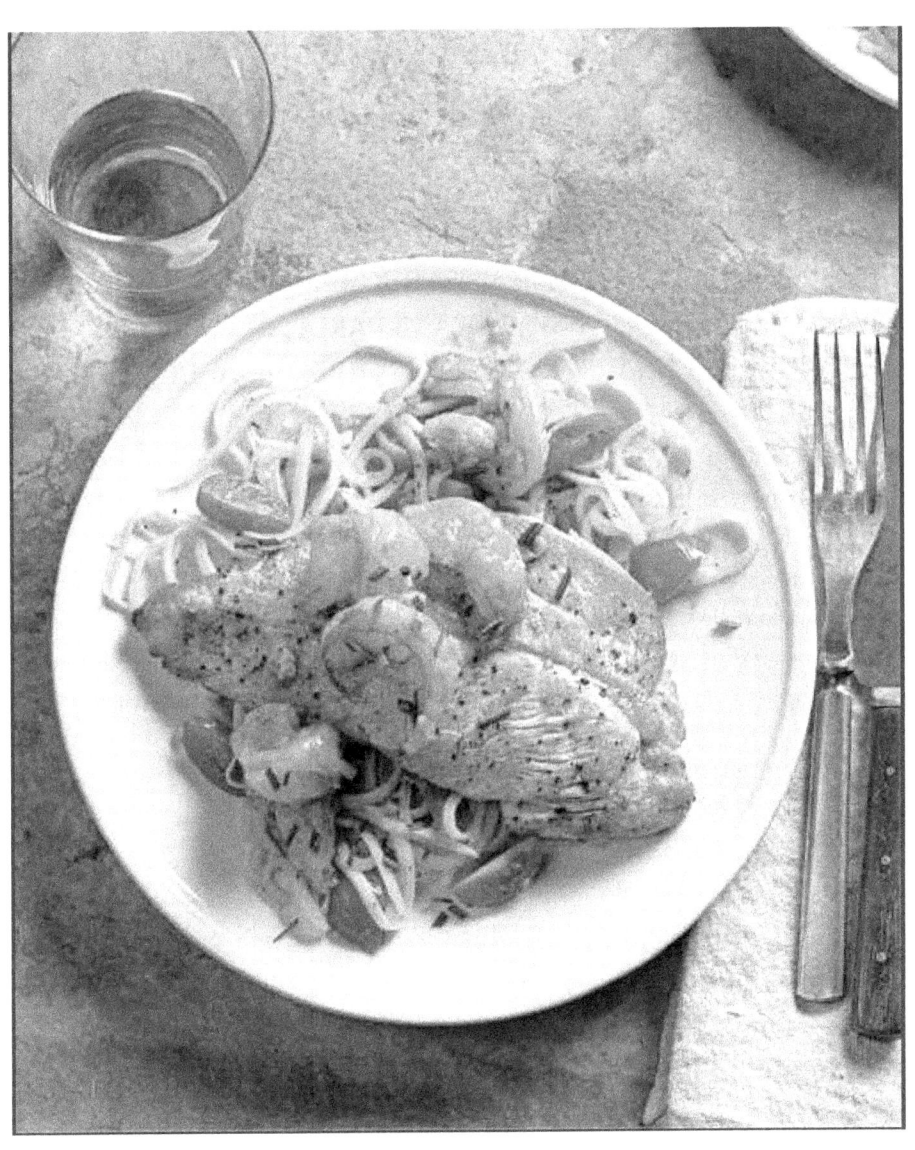

INDIOILAR BULARKI FRIJITUA TIPULIN GANBA SALTSAREKIN

PRESTAKETA:Egosi 30 minutuz: 15 minutu prestatzeko: 4 anoa IRUDIA

INDIOILAR XERRAK ERDITIK MOZTUHORIZONTALEAN AHALIK ETA BERDINEN, SAKATU HORIETAKO BAKOITZA ESKU-AHURREAN, ETENGABEKO PRESIOA EGINEZ HARAGIA MOZTEN DUZUN BITARTEAN.

¼ kopa oliba olio

2 8-12 ontzako indioilar bularrak, erditik ebaki horizontalean

¼ koilaratxo piper beltz eho berria

3 koilarakada oliba olio

4 baratxuri ale, txikituta

8 ontza izkira ertaine zuritu eta garbitu, isatsak kendu eta erdira banatuta luzera

¼ Kopako ardo zuri lehorra, oilasko hezur-salda (ikus errezeta) edo gatzik gabeko oilasko salda

2 koilarakada tipulin freskoa txikituta

½ koilarakada limoi-azala fin-fin txikituta

1 koilarakada limoi freskoa

Kalabaza eta tomate fideoak (ikus errezeta, behean) (aukerakoa)

1. Berotu 1 koilarakada oliba olio su ertain-altuan zartagin handi batean. Gehitu indioilarra zartaginera; piperbeltza bota. Murriztu beroa ertaina. Egosi 12-15 minutuz edo arrosa eta saltsa zeharrargitsua izan arte (165 °F), egosketaren erdian behin buelta emanez. Kendu indioilar erreak zartaginetik. Estali paperarekin bero mantentzeko.

2. Saltsarako, 3 koilarakada olio berotu su ertainean zartagin berean. Gehitu baratxuria; egosi 30 segundoz. Irabiatu ganbak; egosi eta irabiatu 1 minutuz. Konbinatu ardoa, tipulina eta limoi-azala; egosi eta irabiatu minutu 1

gehiago edo ganbak opakuak izan arte. Kendu sutik; gehitu limoi zukua. Zerbitzatzeko, bota saltsa indioilar errearen gainean. Nahi izanez gero, zerbitzatu squash fideoekin eta tomateekin.

Tagliatelle kalabaza eta tomatea: julianako mandolina edo patata-azala erabiliz, moztu 2 kalabazin hori juliana zerrendatan. Zartagin handi batean, berotu koilarakada 1 oliba olio birjina estra su ertain-altuan. Gehitu kalabaza zerrendak; egosi 2 minutuz. Gehitu 1 Kopako laurdenetan tomate cherry eta ¼ koilaratxo piper beltza; egosi beste 2 minutuz edo kalabaza kurruskaria eta samurra dagoen arte.

INDIOILAR HANKAK ERRO BARAZKIEKIN

PRESTAKETA:Egosi 30 minutu: ordu 1 eta 45 minutu egiteko: 4 anoa

HAU PLATER HORIETAKO BAT DAZER EGIN NAHI DUZU UDAZKENEKO ARRATSALDE FRESKO BATEAN, LABEA SUTAN DAGOEN BITARTEAN PASEO BAT EMATEKO DENBORA DUZUNEAN. ARIKETAK GOSEA PIZTEN EZ BADU, USAIN ZORAGARRIAK ZIUR ASKI IZANGO DU ATEAN SARTZEAN.

3 koilarakada oliba olio

4 indioilar hankak 20 eta 24 ontza

½ koilaratxo piper beltz eho berria

6 baratxuri ale, zuritu eta xehatuta

1 1/2 koilarakada mihilu hazi birrindua

1 koilaratxo piper osoa, birrindua *

1½ kopa oilasko hezur-salda (ikus<u>errezeta</u>) edo gatzik gabeko oilasko salda

2 erromero fresko adarrak

2 ezkai fresko adar

1 erramu hosto

2 tipula handi, zuritu eta 8 zatitan moztu

6 azenario handi, zuritu eta 1 hazbeteko xerratan moztu

2 erremolatxa handi, zuritu eta 1 hazbeteko kubotan moztu

2 pastinak ertain, zuritu eta 1 hazbeteko xerratan moztu **

1 apio erroa, zuritu eta 1 hazbeteko zatitan moztu

1. Berotu labea 350 gradu F-tan. Zartagin handi batean, berotu oliba olioa su ertain-altuan distira egin arte. Gehitu 2 indioilar hanka. Egosi 8 minutu inguru edo izterrak alde guztietatik urre kolorekoak eta kurruskariak izan arte, uniformeki biraka. Transferitu indioilar hankak plater

batera; errepikatu beste 2 indioilar hankekin. Alde batera uzteko.

2. Gehitu zartaginera piperra, baratxuria, mihilu haziak eta belarrak. Egosi eta irabiatu su ertainean 1 edo 2 minutuz edo lurrintsu arte. Nahastu oilasko hezur-salda, erromeroa, ezkaia eta erramu hostoa. Ekarri irakiten, nahastuz zartaginaren hondotik urrezko zatiak ateratzeko. Kendu zartagina sutik eta utzi.

3. Estalki estua duen Holandako labe handi batean, konbinatu tipula, azenarioak, erremolatxa, pastinak eta apioa. Gehitu zartagineko likidoa; larruari bota. Sakatu indioilar hankak barazki nahasketara. Estalki batekin itxita.

4. Egosi ordu 1 eta 45 minutu inguru edo barazkiak bigundu eta indioilarra egosi arte. Zerbitzatu indioilar izterrak eta barazkiak azaleko ontzi handietan. Gainean bota zartagineko zukuak.

* Aholkua: belar eta mihiluen haziak birrintzeko, jarri haziak ebakitzeko taula batean. Sukaldari baten labana baten alde laua erabiliz, sakatu haziak arinki birrintzeko.

** Aholkua: moztu zati handiak txiribiaren gainetatik.

INDIOILAR BELAR-OPILA TOMATE SALTSAREKIN ETA AZA ERREAREKIN

PRESTAKETA:15 minutu egosteko: 30 minutu egosteko: ordu 1 eta 10 minutu atseden hartzeko: 5 minuturako: 4 anoa

KETCHUP BETETAKO HARAGI-OPIL KLASIKOA, ZALANTZARIK GABEPALEO MENUAN KETCHUP DENEAN (IKUSERREZETA) AZUKRERIK ETA GATZIK GEHITU GABE DAGO. HEMEN, TOMATE SALTSA KARAMELIZATUTAKO TIPULAREKIN NAHASTEN DA, EGOSI AURRETIK HARAGI ZOPAREN GAINEAN PILATZEN DIRENAK.

1 ½ kilo beheko indioilar

2 arrautza, arinki irabiatuta

½ Kopako almendra irina

⅓ Kopako perrexil freskoa txikitua

1/4 Kopako xerra finetan xerratan (2)

1 koilarakada salbia xehatu freskoa edo 1 koilarakada salbia lehorra eta birrindua

1 koilarakada txikitutako ezkaia freskoa edo 1 koilarakada lehorra, xehatua ezkaia

¼ koilaratxo piper beltza

2 koilarakada oliba olio

2 tipula gozo, erdira zatituta eta xerra finetan

Paleo ketchup kopa 1 (ikuserrezeta)

1 aza txikia, erdibitua, korapilatua eta 8 zatitan moztuta

1/2 eta 1 koilaratxo piper gorri txikitua

1. Berotu labea 350° F-ra. Forratu zartagin handi bat pergamino paperarekin; alde batera uzteko. Ontzi handi batean, nahastu lur-indioilarra, arrautzak, almendra irina, perrexila, txalota, salbia, ezkaia eta piper beltza. Prestatutako gozogintza-plateran, osatu indioilar

nahasketa 8 x 4 hazbeteko opil batean. Labean 30 minutuz.

2. Bitartean, karamelizatutako tomate-saltsarako, berotu koilarakada 1 oliba olio zartagin handi batean su ertainean. Gehitu tipula; egosi 5 minutu inguru edo tipula gorritzen hasten den arte, maiz irabiatuz. Murriztu beroa ertain-baxua; egosi 25 minutu inguru edo urrezko eta oso samurra arte, noizean behin irabiatuz. Kendu sutik; Paleo ketchup nahastu.

3. Bota ketchup karamelizatua indioilar ogiaren gainean. Antolatu aza zatiak ogiaren inguruan. Ondu aza gainerako koilarakada 1 oliba olioarekin; hautseztatu pipermina txikituta. Labean 40 minutu inguru edo ogiaren erdian sartutako berehalako irakurketa-termometroak 165 °F-koa adierazten duen arte, apaindu tomate saltsa karamelizatu gehigarriarekin eta piztu aza xerrak 20 minuturen buruan. Utzi indioilar ogia atseden hartzen 5-10 minutuz zatitu aurretik.

4. Hornitu indioilar patty cole slaw eta gainerako ketchup karamelizatuarekin.

TURKIA POSOLE

PRESTAKETA: 20 minutu erretzeko: 8 minutu egosteko: 16 minuturako: 4 anoa

MEXIKOKO ESTILOKO ZOPA BERO HONEN OSAGARRIAKJUNTAK BAINO GEHIAGO DIRA. KORIANDROAK ZAPORE BEREIZGARRIA GEHITZEN DU, AGUAKATEAK KREMATSUA GEHITZEN DU ETA URRE TXIGORTUTAKO URREZKO PEPITXOEK KURRUSKARI GOZOA EMATEN DIOTE.

8 tomate fresko
1¼ eta 1½ kilo beheko indioilar
1 piper gorri, hazia eta zerrenda meheetan moztuta
1/2 Kopako tipula txikitua (1 ertaina)
6 baratxuri ale, txikituta (1 koilarakada)
1 koilarakada mexikar ongailu (ikus errezeta)
2 edalontzi oilasko hezur-salda (ikus errezeta) edo gatzik gabeko oilasko salda
1 14,5 ontzako tomate errea gatzik gehitu gabe, xukatu gabe
1 piper jalapeño edo serrano, hazia eta txikituta (ikus punta)
1 aguakate ertain, erdira zatituta, zurituta, hazia eta xerra meheetan moztuta
1/4 Kopako gatzik gabeko pepita erreak (ikus punta)
¼ Kopako cilantro freskoa txikituta
Kare-ontziak

1. Aurrez berotu parrilla. Tomateei azala kendu eta bota. Garbitu tomateak eta moztu erditik. Jarri tomatilloen erdiak berotu gabeko parrilla batean zartagin batean. Sutik 4-5 hazbeteko parrillan 8-10 minutuz edo apur bat igurtzi arte, egosketaren erdian behin buelta emanez. Hoztu pixka bat zartaginean alanbrezko parrilla batean.

2. Bitartean, zartagin handi batean, indioilarra, piperrak eta tipula egosi su ertain-altuan 5-10 minutuz edo indioilarra urreztatu eta barazkiak samurrak egon arte, egurrezko

koilara batekin nahastuz haragia apurtzeko. egosten da. Xukatu koipea behar izanez gero. Gehitu baratxuria eta ongailu mexikarra. Egosi eta irabiatu berriro minutu 1z.

3. Konbinatu tomate kiskatutakoen bi heren inguru eta oilasko hezur-salda kopa 1 irabiagailuan. Estali eta nahastu leuna arte. Gehitu zartagin frijitua indioilar nahasketari. Irabiatu 1 kopa oilasko hezur-salda, xukatu gabeko tomateak eta pipermina. Moztu lodiz gainontzeko tomateak; gehitu indioilar nahasketari. Ekarri irakiten; sukarra murriztu. Estali eta utzi sutan 10 minutuz.

4. Zerbitzatzeko, zopa koilaratxo txikiko ontzietan sartu. Gainean aguakatea, urrezko pipitxoak eta martorri. Jarri limo-zuriak zoparen gainean estutzeko.

OILASKO HEZUR-SALDA

PRESTAKETA:15 minutu errea: 30 minutu egosketa: 4 ordu hotza: gauean: 10 edalontzi inguru

FRESKOENA, DASTAKETA ONENA ETA ONENA LORTZEKOMANTENUGAIEN EDUKIA: ERABILI ETXEKO OILASKO SALDA ZURE ERREZETETAN. (EZ DAUKA GATZIK, KONTSERBATZAILERIK EDO GEHIGARRIRIK ERE.) HEZURRAK SUTAN JARRI AURRETIK ERRETZEAK ZAPOREA EMATEN DU. LIKIDOAN MOTEL EGOSITAKOAN, HEZURREK SALDARI KALTZIOA, FOSFOROA, MAGNESIOA ETA POTASIOA BEZALAKO MINERALEZ INFUSIOA EMATEN DIOTE. BEHEKO SUKALDARITZA MOTELEKO ALDAKUNTZAK EGITEA BEREZIKI ERRAZA DA. IZOZTU 2 ETA 4 KOPAKO ONTZIETAN ETA BAKARRIK DESIZOZTU BEHAR DUZUNA.

- 2 kilo oilasko-hegoak eta bizkarra
- 4 azenario, txikituta
- 2 porru handi, zati zuriak eta berde argiak bakarrik, xerra mehean
- 2 apio zurtoin hostoekin, gutxi gorabehera txikituta
- 1 txirrina, gutxi gorabehera txikituta
- Italiako perrexil 6 adar handi (hosto leuna)
- 6 ezkai fresko adar
- 4 baratxuri ale, erditik moztuta
- 2 koilarakada piper beltz osorik
- 2 ale oso
- Ur hotz

1. Berotu labea 425 °F-ra. Antolatu oilasko-hegoak eta atzera gozogintzako xafla handi batean; egosi 30-35 minutuz edo urreztatu arte.

2. Jarri urrezko oilasko zatiak eta labean metatutako urrezko zatiak lapiko handi batera. Gehitu azenarioak, porruak, apioa, pastinak, perrexila, ezkaia, baratxuria, piperra eta ale. Gehitu nahikoa ur hotz (12 edalontzi inguru) lapiko handi batean oilaskoa eta barazkiak estaltzeko. Ekarri irakiten su ertainean; egokitu beroa salda oso baxuan egoteko, non burbuilek gainazala ia hausten duten. Estali eta egosi 4 orduz.

3. Iragazi salda beroa % 100 kotoizko gazta hezez estalitako bi geruzaz estalitako bahe handi batetik. Solidoak baztertu. Estali salda eta utzi hozten gau osoan. Erabili aurretik, kendu gantz-geruza saldaren goiko aldean eta bota.

Aholkua: salda argitzeko (aukerakoa), konbinatu 1 arrautza zuringoa, 1 arrautza birrindua eta ¼ kopa ur hotz ontzi txiki batean. Nahastu nahasketa lapiko iragazitako saldara. Soldadurara itzuli. Kendu sutik; utzi atseden 5 minutuz. Iragazi salda beroa %100 kotoizko gaztazko geruza bikoitz fresko batez estalitako bahe batetik. Hoztu eta koipea erabili aurretik.

Sukalde moteleko argibideak: prestatu agindu bezala, 2. urratsean izan ezik, jarri osagaiak 5 eta 6 litroko sukalde motelean. Estali eta su baxuan egosi 12-14 orduz. Jarraitu 3. urratsean deskribatzen den moduan. 10 edalontzi gutxi gorabehera.

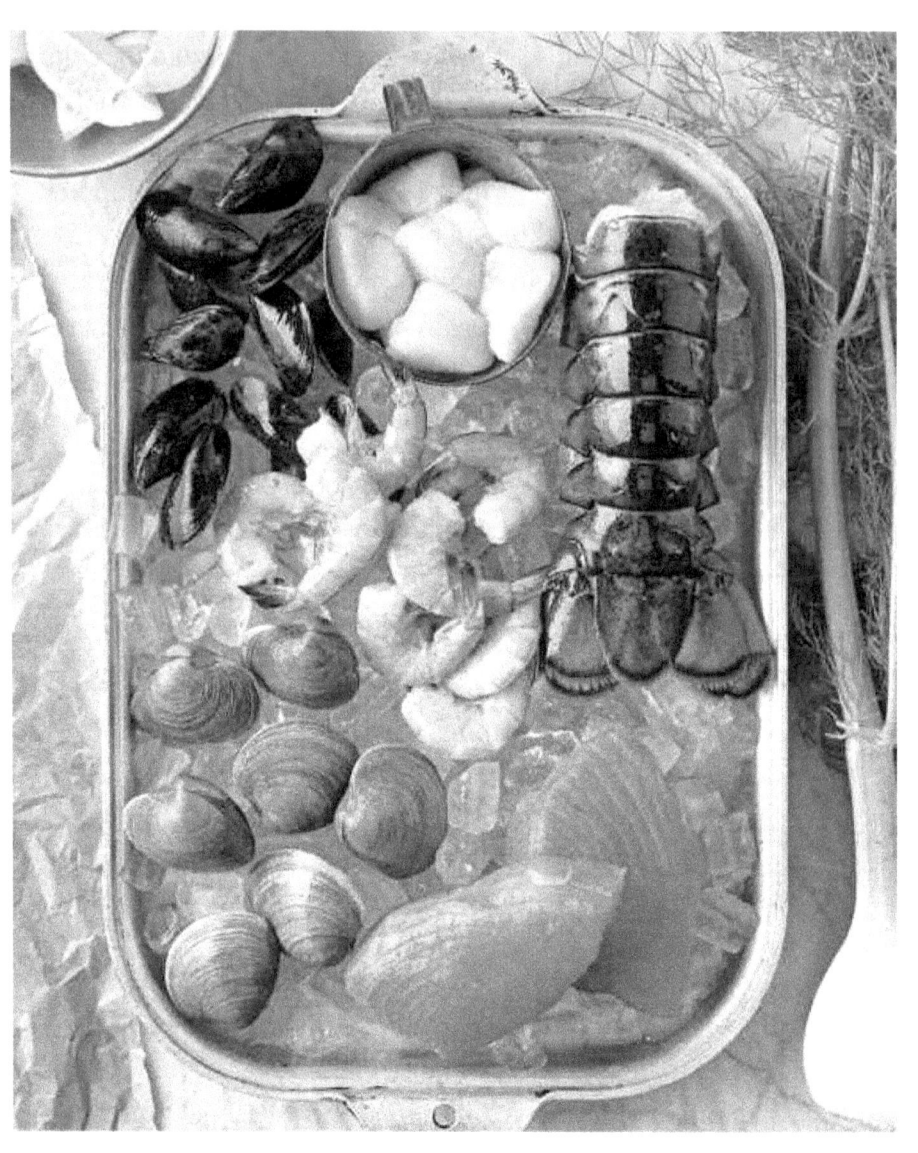

HARISSA IZOKIN BERDEA

PRESTAKETA:25 minutu egosten: 10 minutu plantxan: 8 minutu prestatzen: 4 anoaIRUDIA

ZURITZAILE NORMAL BAT ERABILTZEN DAZAINZURI FRESKO GORDINAK ZERRENDA MEHEETAN MOZTEA ENTSALADARAKO. ZITRIKOEN OZPIN OZPIN DISTIRATSU BATEKIN (IKUSERREZETA) ETA TXIGORTUTAKO EKILORE-HAZIEZ GAIN, IZOKIN SALTSAREN ETA BELAR BERDE PIKANTEEN LAGUNGARRI FRESKAGARRIA DA.

IZOKINA
4 6-8 ontza azalarik gabeko izokin xerrak freskoak edo izoztuak, hazbete inguruko lodiera

Oliba olioa

HARISSA
1 eta erdi koilarakada kumino haziak

1 1/2 koilarakada martorri haziak

1 Kopako perrexil hosto freskoa ondo bilduta

1 Kopako martorri freskoa (hostoak eta zurtoinak)

2 jalapeño, haziak eta gutxi gorabehera txikituta (ikuspunta)

1 txalota, zatituta

2 baratxuri ale

1 koilaratxo fin-fin txikituta limoi-azala

2 koilarakada limoi freskoa

⅓ Kopako oliba olio

EKILORE HAZIAK ESPEZIAK
⅓ Kopako ekilore hazi gordinak

1 koilaratxo oliba olio

1 koilarakada espezia ketua (ikuserrezeta)

ENTSALADA

12 zainzuri lantza handi, txikituta (libra 1 inguru)

⅓ Kopako zitriko ozpin ozpin distiratsuak (ikus<u>errezeta</u>)

1. Desizoztu arraina, izoztuta badago; paper xurgatzailearekin lehortu. Garbitu arrainaren bi aldeak oliba olioarekin. Alde batera uzteko.

2. Harissarako, zartagin txiki batean, txigortu kumino haziak eta martorri haziak su ertain-baxuan 3-4 minutuz edo arinki txigortu eta lurrintsu arte. Elikagai-prozesadore batean, konbinatu txigortutako kuminoa eta martorri haziak, perrexila, cilantroa, jalapeñoak, txalota, baratxuria, limoi-azalera, limoi zukua eta oliba olioa. Nahastu leuna arte. Alde batera uzteko.

3. Ekilore haziak onduak lortzeko, berotu labea 300° F-ra. Hornitu labeko xafla bat pergamino-paperarekin; alde batera uzteko. Nahastu ekilore haziak eta koilaratxo 1 oliba olio ontzi txiki batean. Haziak hautseztatu espezia ketua; nahastu estaltzeko. Zabaldu ekilore haziak uniformeki pergamino paperean. Egosi 10 minutu inguru edo sueztitu arte.

4. Egur-ikatza edo gas parrilla baterako, jarri izokina koipeztatutako parrilla batean zuzenean su ertainean. Estali eta parrillan 8-12 minutuz edo sardexka batekin probatzen denean arraina malutaka hasten den arte, egosketaren erdian behin buelta emanez.

5. Bitartean, entsaladarako, patata zuritu bat erabiliz, moztu zainzuriak zerrenda luze eta meheetan. Transferitu zerbitzatu plater edo ontzi ertain batera. (Lantzak pitzatuko dira lantza meheak diren heinean; gehitu

platerera edo ontzira.) Boztatu zitriko ozpin distiratsua lantza moztutakoen gainean. Ekilore-hazi onduekin hautseztatu.

6. Zerbitzatzeko, xerrak antolatu lau plateretako bakoitzean; koilarakada bat harissa berde xerra bakoitzeko. Zerbitzatu zainzuri entsalada flaky batekin.

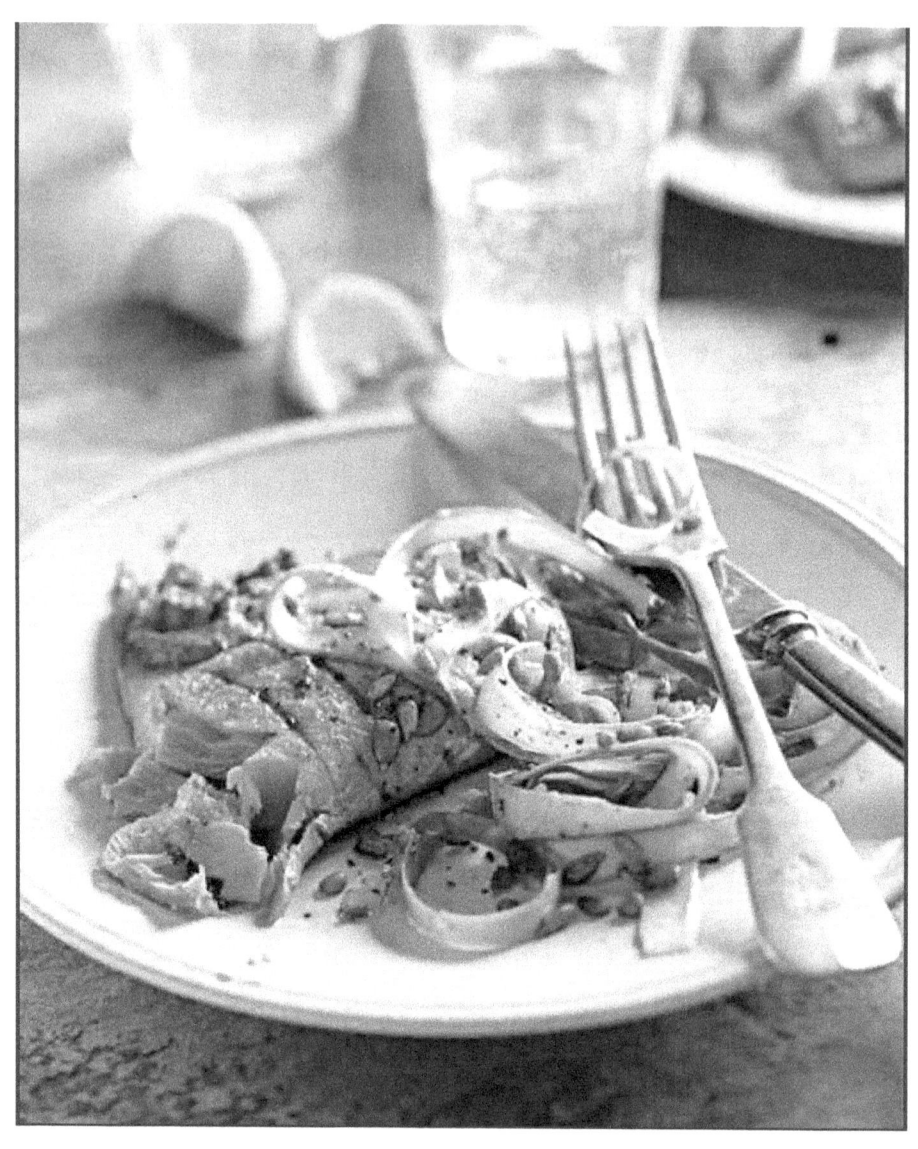

IZOKINA PLANTXAN ALKATXOFA MARINATUTAKO ENTSALADAREKIN

PRESTAKETA:20 minutu parrilla: duela 12 minutu: 4 anoa

ASKOTAN TRESNARIK ONENAK LETXUGAK BOTATZEKO IZATEN DIRAZURE ESKUAK DIRA LETXUGA BIGUNAK ETA ORBURUAK PLANTXAN NAHASTEA ENTSALADA HONETAN HOBE DA ESKU GARBIEKIN EGITEA.

- 4 6 oz izokin xerra freskoa edo izoztua
- 9 oz izoztutako alkatxofa bihotzeko pakete 1, desizoztu eta xukatu
- 5 koilarakada oliba olio
- 2 koilarakada txalota txikituta
- 1 koilarakada limoi-azala fin-fin txikituta
- ¼ Kopako limoi-zuku freskoa
- 3 koilarakada oregano fresko txikituta
- ½ koilaratxo piper beltz eho berria
- 1 koilarakada Mediterraneoko janzkera (ikus<u>errezeta</u>)
- 1 5 ontzako entsalada misto pakete

1. Desizoztu arraina, izoztuta badago. Garbitu arraina; paper xurgatzailearekin lehortu. Utzi arraina alde batera.

2. Bota alkatxofa-bihotzak 2 koilarakada oliba oliorekin ontzi ertain batean; alde batera uzteko. Ontzi handi batean, konbinatu 2 koilarakada oliba olioa, txalotak, limoi-azala, limoi zukua eta oreganoa; alde batera uzteko.

3. Egur-ikatza edo gas parrilla baterako, jarri orburu-bihotzak saski batean eta zuzenean parrillan su ertain-altuan. Estali eta parrillan 6-8 minutuz edo ondo igurtzi eta berotu arte, sarri irabiatuz. Kendu orburuak parrillatik. Hozten utzi 5

minutuz, gero orburuak txalotei gehitu. Ondu piperrarekin; larruari bota. Alde batera uzteko.

4. Ornitu izokina gainerako koilarakada 1 oliba olioarekin; busti mediterranear janzkerarekin. Jarri izokina plantxan, ondua behera, zuzenean su ertain-altuan. Estali eta parrillan 6-8 minutuz edo sardexka batekin probatzen denean arraina malutatzen hasten den arte, egosketaren erdian behin astiro-astiro biratuz.

5. Gehitu aza ontzira marinatutako orburuekin; bota astiro-astiro estaltzeko. Zerbitzatu entsalada izokin plantxan.

TXILEKO SALBIA IZOKINA PLANTXAN TOMATE SALTSA BERDEAREKIN

PRESTAKETA:35 minutu hotza: 2 eta 4 ordu Errea: duela 10 minutu: 4 anoa

"FLASH-ROASTING" TEKNIKARI DAGOKIOLABEAN ZARTAGIN LEHOR BAT TENPERATURA ALTURA BEROTZEKO, GEHITU OLIO APUR BAT ETA ARRAINA, OILASKOA EDO HARAGIA (TXIRRIRA EGITEN DU!), ONDOREN LABEAN AMAITU PLATERA. FLASH SUKALDARITZAK EGOSKETA-DENBORA LABURTZEN DU ETA LURRAZAL ZORAGARRIA SORTZEN DU KANPOALDEAN ETA BARNEAN MAMITSU ETA ZAPORETSUA.

IZOKINA

4-6 ontza izokin xerrak freskoak edo izoztuak

3 koilarakada oliba olio

¼ Kopako tipula fin-fin txikituta

2 baratxuri ale, zuritu eta xerratan moztuta

1 koilarakada martorri behean

1 koilarakada beheko kumino

2 koilarakada piperrauts gozo

1 koilaratxo oregano lehorra, txikituta

¼ koilaratxo piper piper

⅓ Kopako limoi fresko zuku

1 koilarakada salbia freskoa txikituta

TOMATE SALTSA BERDEA

1½ edalontzi txikitutako tomate berde sendoak

⅓ Kopako tipula gorri fin-fin txikituta

2 koilarakada martorri fresko txikituta

1 jalapeño, hazia eta txikituta (ikus<u>punta</u>)

1 baratxuri ale, txikituta

½ koilarakada beheko kumino

¼ koilaratxo chili hauts
2-3 koilarakada limoi freskoa

1. Desizoztu arraina, izoztuta badago. Garbitu arraina; paper xurgatzailearekin lehortu. Utzi arraina alde batera.

2. Salbia eta pipermina orerako, koilarakada 1 oliba olioa, tipula eta baratxuria nahasi kazola txiki batean. Su motelean egosi 1 edo 2 minutuz edo usaintsu arte. Nahastu martorri eta kuminoa; egosi eta irabiatu 1 minutuz. Nahastu piperrautsa, oreganoa eta piperbeltza; egosi eta irabiatu 1 minutuz. Gehitu limoi zukua eta salbia; egosi eta nahastu 3 minutu inguru edo, besterik gabe, ore leuna sortu arte; hotza.

3. Behatzak erabiliz, estali xerrak bi aldeak salbia eta pipermin orearekin. Jarri arraina edalontzi edo erreaktiborik gabeko plater batean; ondo estali filmarekin. Hoztu 2-4 orduz.

4. Bitartean, saltsarentzat, tomateak, tipula, cilantroa, jalapeñoa, baratxuria, kuminoa eta pipermina hautsa ontzi ertain batean konbinatu. Nahasi ondo konbinatzeko. Ondu limoi zukuarekin; larruari bota.

4. Arrastatu izokinaren purea ahalik eta gehien gomazko espatularekin. Baztertu pasta.

5. Jarri burdinurtuzko zartagin handi bat labean. Aurrez berotu labea 500 ° F-ra. Berotu labea barruan zartagin batekin.

6. Kendu zartagin beroa labetik. Bota 1 koilarakada oliba olio zartaginera. Zartagina alderantzikatu zartaginaren behealdea olioz estaltzeko. Jarri xerrak zartaginean azala

behera. Ornitu xerrak gainontzeko koilarakada 1 oliba olioarekin.

7. Frijitu izokina 10 bat minutuz edo sardexka batekin probatzean arraina malutaka hasten den arte. Zerbitzatu arraina saltsarekin.

IZOKIN ERREA ETA ZAINZURIAK PAPILLOTEAN LIMOI ETA HUR PESTOAREKIN

PRESTAKETA:20 minutu Errea: Duela 17 minutu: 4 anoa

"EN PAPILLOTE" EGOSTEA PAPEREAN PRESTATZEA BESTERIK EZ DA ESAN NAHI.ARRAZOI ASKORENGATIK PRESTATZEKO MODU BIKAINA DA. ARRAINA ETA BARAZKIAK PAPEREZKO PAKETEAREN BARRUAN LURRUNTZEN DIRA, ZUKUAK, ZAPOREAK ETA MANTENUGAIAK KONDENTSATUZ, ETA EZ DAGO LAPIKO ETA ZARTAGINIK GARBITZEKO.

4 6 oz izokin xerra freskoa edo izoztua

1 Kopako arin josia albahaka hosto freskoa

1 Kopako perrexil hosto freskoa arin josia

½ Kopako hur erreak *

5 koilarakada oliba olio

1 koilaratxo fin-fin txikituta limoi-azala

2 koilarakada limoi freskoa

1 baratxuri ale, txikituta

1 kilo zainzuri mehea, xerratan

4 koilarakada ardo zuri lehorra

1. Desizoztu izokina, izoztuta badago. Garbitu arraina; paper xurgatzailearekin lehortu. Berotu labea 400 °F-ra.

2. Pestorako, konbinatu albahaka, perrexila, hurrak, oliba olioa, limoi-azala, limoi zukua eta baratxuria irabiagailuan edo elikagai-prozesadorean. Estali eta irabiatu edo nahastu leuna arte; alde batera uzteko.

3. Moztu 12 hazbeteko lau karratu pergamino paper. Pakete bakoitzeko, jarri izokin xerra pergamino karratuaren erdian. Amaitzeko zainzurien laurden batekin eta 2-3 koilarakada pestorekin; ardo koilarakada 1 hautseztatu. Altxatu pergamino-paperaren kontrako bi alde eta tolestu arrainaren gainean zenbait aldiz. Tolestu pergaminoaren muturrak zigilatzeko. Errepikatu beste hiru pakete egiteko.

4. Erre 17-19 minutuz edo sardexka batekin probatzen denean arraina malutaka hasten den arte (ireki paketea astiro-astiro, prest dagoela egiaztatzeko).

* Aholkua: hurrak txigortzeko, berotu labea 350° F-ra. Zabaldu fruitu lehorrak geruza bakarrean sakonera gutxiko zartagin batean. Egosi 8-10 minutuz edo arinki txigortu arte, behin irabiatuz, uniformeki xigortzeko. Hoztu apur bat intxaurrak. Jarri intxaur beroak zapi garbi batean; igurtzi eskuoihalarekin larruazala kentzeko.

IZOKIN ONDUA PERRETXIKOEKIN ETA SAGAR SALTSAREKIN IGURTZITAKOA

HASIERATIK AMAIERARA: Duela 40 minutu: 4 anoa

IZOKIN XERRA OSOAONDDO SALTEATU, TIPULA, SAGAR XERRA GORRIEN NAHASKETA BATEKIN GAINA -ETA ESPINAKAK BERDE DISTIRATSUEN OHE BATEAN ZERBITZATUTA- PLATER DOTOREA DA GONBIDATUEI ZERBITZATZEKO.

1 1/2 kilo izokin xerra osoa freskoa edo izoztua, azala
1 koilarakada mihilu haziak, fin-fin txikituta *
½ koilaratxo salbia lehorra, txikituta
½ koilarakada martorri ehoa
¼ koilarakada mostaza lehorra
¼ koilaratxo piper beltza
2 koilarakada oliba olio
1½ edalontzi perretxiko freskoak, laurdenetan banatuta
1 txalota ertain, xerra finetan
Sukaldatzeko sagar txiki 1, laurdenetan, zurtoina eta xerra mehean
¼ kopa ardo zuri lehorra
4 edalontzi espinaka freskoak
Salbia fresko adar txikiak (aukerakoa)

1. Desizoztu izokina, izoztuta badago. Berotu labea 425 °F-ra. Forratu gozogintzako xafla handi bat pergamino-paperarekin; alde batera uzteko. Garbitu arraina; paper xurgatzailearekin lehortu. Jarri izokinaren azala behera prestatutako labean. Konbinatu mihilu haziak, ½ koilaratxo salbia lehorra, martorri, mostaza eta piperra ontzi txiki batean. Izokinaren gainean uniformeki hautseztatu; hatzekin igurtzi.

2. Neurtu arrainaren lodiera. Egosi izokina 4-6 minutuz ½ hazbeteko lodiera arte edo sardexka batekin probatzen denean arraina malutatzen hasten den arte.

3. Bitartean, zartagin saltsarentzat, oliba olioa su ertainean berotu zartagin handi batean. Gehitu perretxikoak eta txalotak; egosi 6-8 minutu edo perretxikoak samurrak eta gorritzen hasi arte, noizean behin irabiatuz. Gehitu sagarra; estali eta egosi eta irabiatu beste 4 minutuz. Kontu handiz gehitu ardoa. Egosi, estali gabe, 2 edo 3 minutuz edo sagar xerrak samurrak izan arte. Skimmer erabiliz, transferitu perretxiko nahasketa ontzi ertainera; estali beroa mantentzeko.

4. Zartagin berean, egosi espinakak minutu 1ez edo espinakak zimeldu arte, etengabe nahastuz. Zatitu espinakak lau plateretan. Moztu izokin xerra lau zati berdinetan, moztu azala baina ez zehar. Erabili espatula handi bat izokin zatiak orkatzetatik altxatzeko; jarri izokin zati bat plater bakoitzean espinakak gainean. Zabaldu perretxiko nahasketa uniformeki izokinaren gainean. Nahi izanez gero, apaindu salbia freskoarekin.

* Aholkua: Erabili mortero bat edo espeziak artezteko mihilu-haziak fin-fin xehatzeko.

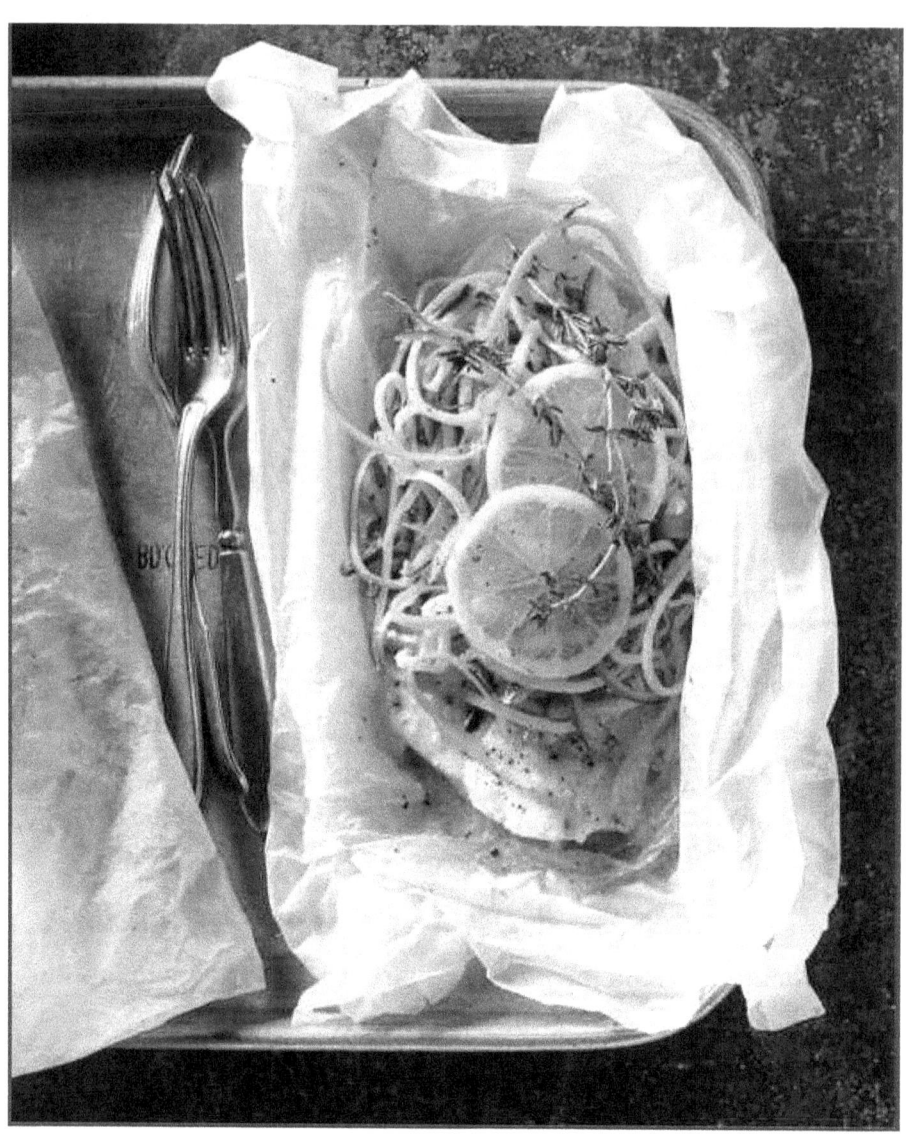

MIHIA PAPILLOTEAN JULIENNE BARAZKIEKIN

PRESTAKETA:30 minutu egosi: 12 minutu 4 anotarako<u>IRUDIA</u>

ZALANTZARIK GABE, BARAZKIAK LEUN DITZAKEZUSUKALDARIAREN AIZTO ZORROZTU ON BATEKIN BAINA DENBORA LUZEA BEHAR DA. JULIENNE ZURITZAILEA (IKUS<u>"EKIPOA"</u>) BARAZKI-ZERRENDA LUZE, MEHE ETA FORMA KOHERENTEAN AZKAR SORTZEKO AUKERA EMATEN DU.

4 6 ontza mihi freskoak edo izoztuak, platela edo beste arrain zuri irmo batzuk

1 kalabazin, xerratan

1 azenario handi, txikituta

½ tipula gorri juliana zerrendatan moztuta

2 Roma tomate, haziak eta fin-fin txikituta

2 baratxuri ale, txikituta

1 koilarakada oliba olio

½ koilaratxo piper beltz

1 limoi, 8 xerra finetan moztuta, hazia

8 ezkai fresko adarrak

4 koilarakada oliba olio

¼ kopa ardo zuri lehorra

1. Desizoztu arraina, izoztuta badago. Berotu labea 375 °F-ra. Konbinatu kalabazin, azenarioak, tipula, tomateak eta baratxuria ontzi handi batean. Gehitu koilarakada 1 oliba olio eta ¼ koilaratxo piper; ondo nahastu konbinatzeko. Jarri barazkiak alde batera.

2. Moztu 14 hazbeteko lau karratu pergamino paper. Garbitu arraina; paper xurgatzailearekin lehortu. Jarri xerra bat karratu bakoitzaren erdian. Bota ¼ koilaratxo piper. Jarri barazkiak, limoi xerrak eta ezkai-adarrak xerroen gainean

eta banatu uniformeki. Ondu pila bakoitza koilarakada 1 oliba olio eta koilarakada 1 ardo zuriarekin.

3. Pakete bana landuz, altxa bi alde kontrako labeko paperera eta tolestu arrainaren gainean zenbait aldiz. Tolestu pergaminoaren muturrak zigilatzeko.

4. Jarri paketeak labeko xafla handi batean. Egosi 12 minutu inguru edo sardexka batekin probatzen denean arraina malutaka hasten den arte (kontu handiz ireki paketea prest dagoen egiaztatzeko).

5. Zerbitzatzeko, jarri pakete bakoitza plater lau batean; kontu handiz irekitako paketeak.

ARRAIN-TAKOAK TXUPINAZO PESTOAREKIN ETA LIMOI KREMA KETUA

PRESTAKETA:30 minutuko parrila: 4 eta 6 minutu ½ hazbeteko lodierako Ematen du: 6 anoa

BAKAILAOA MIHIAREKIN ORDEZ DEZAKEZU—TILAPIA EZ BESTERIK. TILAPIA, ZORITXARREZ, ARRAINENTZAKO AUKERARIK TXARRENETAKO BAT DA. IA UNIBERTSALKI HAZTEN DA ETA ASKOTAN BALDINTZA IKARAGARRIETAN, BERAZ, TILAPIA IA NONAHI EGON ARREN, SAIHESTU EGIN BEHAR DA.

4 4-5 oz tofu xerrak freskoak edo izoztuak, ½ hazbeteko lodiera

1 errezeta Rocket pesto (ikus errezeta)

½ Kopako anaardo krema (ikus errezeta)

1 koilarakada espezia ketua (ikus errezeta)

½ koilaratxo fin-fin txikituta limoi azala

12 kaputxino letxuga hosto

1 aguakate heldua, erdibitua, hazia, zurituta eta xerra finetan

1 Kopako tomate txikituta

¼ Kopako cilantro freskoa txikituta

1 limoia, zatitan moztuta

1. Desizoztu arraina, izoztuta badago. Garbitu arraina; paper xurgatzailearekin lehortu. Utzi arraina alde batera.

2. Igurtzi txupinazoko pestoa arrainaren bi aldeetan.

3. Ikatz- edo gas-parrilla baterako, jarri arraina koipeztaturiko parrilla batean zuzenean su ertainean. Estali eta parrillan 4-6 minutuz edo sardexka batekin probatzen denean

arraina malutaka hasten den arte, egosketaren erdian behin buelta emanez.

4. Bitartean, limoi krema ketua egiteko, nahastu anaardo krema, janzkera ketua eta limoi azala ontzi txiki batean.

5. Sardexka batekin arraina puskatu. Bete gurinaren hostoak arrain, aguakate xerra eta tomatez; zilantroarekin hautseztatu. Ondu takoa limoi krema ketuarekin. Zerbitzatu limoi zatiekin takoen gainean estutzeko.

ZOLA ALMENDRA AZAL BATEAN

PRESTAKETA:15 minutu egosi: 3 minutu: 2 anoa

ALMENDRA-IRIN PIXKA BAT BESTERIK EZSORTU LURRAZAL EDERRA AHATE MAIONESAREKIN ETA LIMOI FRESKOAREKIN ZERBITZATUTAKO ARRAIN BIZKOR FRIJITU HONETAN.

12 ontza zola xerrak freskoak edo izoztuak

1 koilarakada belar eta limoi jantzeko (ikuserrezeta)

¼ eta ½ koilaratxo piper beltza

⅓ Kopako almendra irina

2-3 koilarakada oliba olio

¼ Kopako Paleo Mayo (ikuserrezeta)

1 koilarakada txikitutako aneta

limoi-ontziak

1. Desizoztu arraina, izoztuta badago. Garbitu arraina; paper xurgatzailearekin lehortu. Nahastu limoi apainketa eta piperra ontzi txiki batean. Estali xerroen bi aldeak ongailu nahasketarekin, arinki sakatuz atxikitzeko. Zabaldu almendra irina plater handi batean. Sartu xerra bakoitzaren alde bat almendra irinan, arinki sakatuz atxikitzeko.

2. Zartagin handi batean, berotu behar adina olio zartagina estaltzeko su ertain-altuan. Gehitu arraina, azala behera. Egosi 2 minutuz. Arretaz buelta arraina; egosi minutu 1 gehiago edo arraina sardexka batekin probatzen denean malutaka hasten den arte.

3. Saltsarako, konbinatu Paleo Mayo eta aneta ontzi txiki batean. Zerbitzatu arraina saltsarekin eta limoi zatiekin.

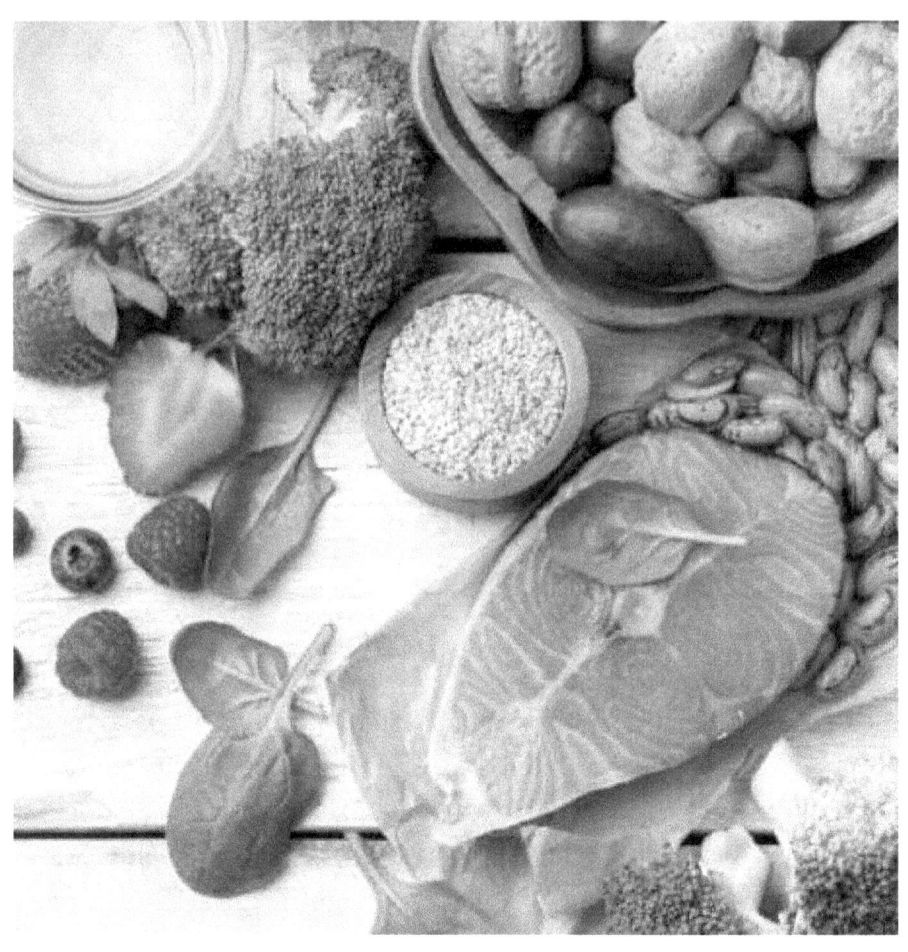

BAKAILAO ETA KALABAZIN ERRETAKO PAKETEAK MANGO ETA ALBAHAKA SALTSAREKIN

PRESTAKETA:20 minutu parrilla: duela 6 minutu: 4 anoa

1 ½ libra bakailao freskoa edo izoztua, ½ eta 1 hazbeteko lodiera
24 hazbeteko luzerako eta 12 hazbeteko zabalerako pelikularen 4 pieza
1 kalabazin ertaina, xerratan
Limoi eta belar aromatikoen apainketa (ikus errezeta)
¼ Kopako Chipotle Paleo Mayo (ikus errezeta)
1-2 koilarakada mango pure purea *
1 koilarakada limoi freskoa edo limoi zukua edo arroz ardo ozpina
2 koilarakada albahaka freskoa txikituta

1. Desizoztu arraina, izoztuta badago. Garbitu arraina; paper xurgatzailearekin lehortu. Moztu arraina lau zatitan.

2. Tolestu aluminiozko xafla bakoitza erditik 12 hazbeteko karratu bikoitza egiteko. Jarri arrain zati bat aluminiozko karratu baten erdian. Amaitzeko kalabazinaren laurden batekin. Limoi janzkera eta belarrak hautseztatu. Altxatu aluminio paperaren aurkako bi alde eta tolestu kalabazinaren gainean eta arrantzatu zenbait aldiz. Tolestu filmaren muturrak. Errepikatu beste hiru pakete egiteko. Saltsarako, konbinatu Chipotle Paleo Mayo, mangoa, limoi zukua eta albahaka ontzi txiki batean; alde batera uzteko.

3. Egur-ikatza edo gas parrilla baterako, jarri paketeak olio parrillan zuzenean su ertainean. Estali eta parrillan 6-9 minutuz edo arraina sardexka batekin probatzen denean eta kalabazina kurruskaria dagoen arte (ireki paketea

astiro-astiro, prest dagoen probatzeko). Ez eman paketeak parrillan egiten ari zaren bitartean. Estali zati bakoitza saltsarekin.

* Aholkua: mango purerako, konbinatu ¼ kopa mango txikitua eta koilarakada 1 ur irabiagailuan. Estali eta nahastu leuna arte. Gehitu gainerako mango-purea irabiatuari.

BAKAILAOA RIESLINGAN PESTO BETETAKO TOMATEAREKIN

PRESTAKETA:30 minutu egosteko: 10 minuturako: 4 anoa

Bakailao xerrak freskoak edo izoztuak 1 eta 1 ½ kilo, hazbete inguruko lodiera
4 Roma tomate
3 koilarakada albahaka pesto (ikus errezeta)
¼ koilaratxo piper beltz pitzatu
1 Kopako Riesling lehorra edo Sauvignon Blanc
1 ezkai fresko adartxo edo erdi koilaratxo ezkai lehor eta xehatu
1 erramu hosto
½ edalontzi ur
2 koilarakada txalota txikituta
limoi-ontziak

1. Desizoztu arraina, izoztuta badago. Moztu tomateak erditik horizontalean. Bildu haziak eta mamia pixka bat. (Tomatea berdindu behar izanez gero, moztu muturretik oso xerra fin bat, tomatearen hondoa ez zulatzeko kontuz.) Bota pesto pixka bat tomatearen erdi bakoitzean; hautseztatu piper pitzatua; alde batera uzteko.

2. Garbitu arraina; paper xurgatzailearekin lehortu. Moztu arraina lau zatitan. Jarri lurrunezko saski bat estalki estu batekin zartagin handi batean. Gehitu ½ hazbete inguru ur zartaginean. Ekarri irakiten; murriztu beroa ertaina. Gehitu tomateak, moztuta, saskira. Estali eta lurrun 2 edo 3 minutuz edo berotu arte.

3. Kendu tomateak plater batera; estali beroa mantentzeko. Kendu lurrunezko saskia zartaginetik; ura bota. Gehitu ardoa, ezkaia, erramu hostoa eta ½ kopa ur zartaginera. Ekarri irakiten; Murriztu beroa ertain-baxura. Gehitu

arraina eta txalota. Egosi estalita 8-10 minutuz edo sardexka batekin probatzen denean arraina malutaka hasten den arte.

4. Ondu arraina poxatzeko likido apur batekin. Zerbitzatu arraina pestoz eta limoi zatiz betetako cherry tomateekin.

BAKAILAOA PLANTXAN PISTATXO AZALEAN ETA MARTORRIA PATATA PUREAREN GAINEAN

PRESTAKETA:20 minutu egosteko: 10 minutu plantxan egiteko: 4 eta 6 minutu ½ hazbeteko lodierako zartagin bakoitzeko: 4 anoa

- 1 ½ kilo bakailao freskoa edo izoztua
- Oliba olioa edo koko olio findua
- 2 koilarakada beheko pistatxo, pakanak edo almendra
- 1 arrautza zuringoa
- ½ koilarakada limoi-azala fin-fin txikituta
- 1 ½ kilo patata gozoa, zuritu eta zatitan moztu
- 2 baratxuri ale
- 1 koilarakada koko olioa
- 1 koilarakada jengibre birrindu freskoa
- ½ koilarakada beheko kumino
- 1/4 Kopako koko esnea (Nature's Way bezala)
- 4 koilarakada martorri pesto edo albahaka pesto (ikuserrezetak)

1. Desizoztu arraina, izoztuta badago. Aurrez berotu parrilla. Olioa zartagin batean. Ontzi txiki batean, konbinatu fruitu lehorrak, arrautza zuringoak eta limoi-azala; alde batera uzteko.

2. Patata purea egiteko, kazola ertainean, egosi patata gozoak eta baratxuriak ur irakinetan, estalita, 10-15 minutuz edo bigundu arte. Drainatzea; itzuli patata gozoak eta baratxuriak lapikora. Erabili patata birringailua patata gozoak birrintzeko. Gehitu koilarakada 1 koko olioa, jengibrea eta kuminoa. Nahasi koko esnea arina eta leuna izan arte.

3. Garbitu arraina; paper xurgatzailearekin lehortu. Arraina lau zatitan moztu eta berotu gabeko parrilla batean jarri labean. Jarri ertz meheen azpian. Zabaldu mokadu bakoitza cilantro pestoarekin. Bota fruitu lehor nahasketa pestoaren gainean eta zabaldu astiro-astiro. Parrillan arraina sutik 4 hazbetera 4-6 minutuz ½ hazbeteko lodierarekin edo sardexka batekin probatzen denean arraina malutaka hasten den arte, paperarekin estaliz azala erretzen hasten bada egosten den bitartean. Zerbitzatu arraina patata gozoekin.

BAKAILAOA ERROMEROAREKIN ETA MANDARINAK BROKOLI ERREAREKIN

PRESTAKETA:15 minutu marinatu: gehienez 30 minutu egosi: 12 minutu 4 anotarako

1 ½ kilo bakailao freskoa edo izoztua
1 koilaratxo fin-fin txikitutako mandarina azala
½ Kopako mandarina freskoa edo laranja zuku
4 koilarakada oliba olio
2 koilarakada erromero fresko txikituta
¼ eta erdi koilaratxo piper beltz txikitua
1 koilaratxo fin-fin txikitutako mandarina azala
3 edalontzi brokoli loreak
¼ koilaratxo piper gorri txikitua
Mandarina xerrak, haziak soilik

1. Berotu labea 450 °F-ra. Desizoztu arraina, izoztuta badago. Garbitu arraina; paper xurgatzailearekin lehortu. Moztu arraina lau zatitan. Neurtu arrainaren lodiera. Nahastu mandarina azala, mandarina zukua, 2 koilarakada oliba olio, erromeroa eta piper beltza plater sakon batean; gehitu arraina. Estali eta utzi hozkailuan marinatzen 30 minutuz.

2. Ontzi handi batean, bota brokolia gainontzeko 2 koilarakada oliba olioarekin eta txikitutako piper gorriarekin. Jarri 2 litroko kazola batean.

3. Sueztitu labeko xafla bat oliba olio gehiagorekin. Xukatu arraina, marinada erreserbatuz. Jarri arraina zartaginean, ertz mehearen azpian sartuz. Jarri arraina eta brokolia labean. Egosi brokolia 12-15 minutuz edo bigundu arte, egosketa erdian behin irabiatu. Egosi arraina 4-6 minutuz arrainaren lodiera ½ hazbete bakoitzeko edo

sardexka batekin probatzen denean arraina malutaka hasten den arte.

4. Jarri erreserbatutako marinada kazola txiki batean irakiten; egosi 2 minutuz. Bota marinada egositako arrainaren gainean. Zerbitzatu arraina brokoli eta mandarina xerrarekin.

BAKAILAO ENTSALADA ALAITUA ERREFAU ESKABEKIN

PRESTAKETA:20 minutuko atsedenaldia: 20 minutuko egosketa: 6 minuturako: 4 anoaIRUDIA

- 1 libra bakailao xerra freskoa edo izoztua
- 6 errefau, gutxi gorabehera txikituta
- 6-7 koilarakada sagar sagardo ozpina
- ½ koilaratxo piper gorri txikituta
- 2 koilarakada koko olio findurik
- ¼ Kopako almendra gurina
- 1 baratxuri ale, txikituta
- 2 koilarakada jengibre fin-fin birrindua
- 2 koilarakada oliba olio
- 1½ eta 2 koilarakada gatzik gabeko curry hauts
- 4 eta 8 letxuga hosto edo letxuga hosto
- 1 piper gorri gozo, xerratan
- 2 koilarakada martorri fresko txikituta

1. Desizoztu arraina, izoztuta badago. Ontzi ertain batean, konbinatu errefauak, 4 koilarakada ozpin eta ¼ koilarakada piper gorri txikitua; utzi atseden 20 minutuz, noizean behin irabiatuz.

2. Almendra-gurin saltsarako, koko olioa urtu su motelean kazola batean. Nahastu almendra gurina leun arte. Nahasi baratxuria, jengibrea eta gainerako ¼ koilaratxo piper gorri txikitua. Kendu sutik. Gehitu gainerako 2-3 koilarakada sagar ozpina, nahastu leun arte; alde batera uzteko. (Saltsa pixka bat loditzen da ozpina gehitzean.)

3. Garbitu arraina; paper xurgatzailearekin lehortu. Berotu oliba olioa eta curry hautsa su ertainean zartagin handi batean. Gehitu arraina; egosi 3-6 minutuz edo sardexka

batekin probatzean arraina malutaka hasten den arte, egosketa erdian behin buelta emanez. Erabili bi sardexka arraina gutxi gorabehera txikitzeko.

4. Xukatu errefauak; bota marinada. Jarri koilarakada arraina, piper zerrendak, errefau nahasketa eta almendra gurina letxuga hosto bakoitzean. Cilantroarekin hautseztatu. Bilatu papera betegarriaren inguruan. Nahi izanez gero, ziurtatu itzulbiratzea egurrezko hortzekin.

HADOCK ERREA LIMOI ETA MIHILUAREKIN

PRESTAKETA:25 minutu txuleta: 50 minuturako: 4 anoa

HADDOCK, BAKAILAOA ETA BAKAILAOA DENEK DUTEZAPORE TXIKIKO MAMI ZURI TRINKOA. ERREZETA GEHIENETAN TRUKAGARRIAK DIRA, LABEAN EGINDAKO ARRAIN ETA BARAZKI PLATER SINPLE HONETAN BELAR ETA ARDOAREKIN.

4 6 ontzako hamaika, bakailaoa edo bakailao xerra freskoak edo izoztuak, ½ hazbete inguruko lodiera

Mihilu handi 1, korapilatua eta xerratan moztuta, hostoak gordeta eta txikituta

4 azenario ertain, bertikalki erdibitu eta 2-3 hazbeteko zatitan moztu

1 tipula gorri, erdibana eta xerratan moztuta

2 baratxuri ale, txikituta

1 limoi, xerra finetan

3 koilarakada oliba olio

½ koilaratxo piper beltz

¾ baso ardo zuri lehorra

2 koilarakada perrexil freskoa fin-fin txikituta

2 koilarakada mihilu hosto fresko txikituta

2 koilarakada limoi-azala fin-fin txikituta

1. Desizoztu arraina, izoztuta badago. Berotu labea 400 °F-ra. Konbinatu mihilua, azenarioak, tipula, baratxuria eta limoi zatiak 3 laurdeneko labeko plater batean. Ondu 2 koilarakada oliba olio eta bota ¼ koilaratxo piper; larruari bota. Bota ardoa platera. Estali platera aluminiozko paperarekin.

2. 20 minutuz erre. Aurkitu; nahastu barazki nahasketa elkarrekin. Egosi beste 15-20 minutuz edo barazkiak kurruskariak eta samurrak egon arte. Nahastu barazki

nahasketa. Bota arraina gainerako ¼ koilaratxo piperrekin; jarri arraina barazki-nahastearen gainean. Bota gainontzeko koilarakada 1 oliba olioarekin. Frijitu 8-10 minutu inguru edo sardexka batekin probatzean arraina malutaka hasten den arte.

3. Nahastu perrexila, mihilu hostoak eta limoi-azala ontzi txiki batean. Zerbitzatzeko, zatitu arrain eta barazki nahasketa plateretan. Bota zartaginen zukua arrainaren eta barazkien gainean. Perrexil nahasketarekin hautseztatu.

SNAPPER PECAN LURRAZALEAN REMOULADE ETA OKRA ETA CAJUN TOMATEEKIN

PRESTAKETA:1 ordu egosketa: 10 minutu egosketa: 8 minutu: 4 anoa

ARRAIN PLATER HAU KONPAINIA MEREZI DUPRESTATZEKO DENBORA PIXKA BAT BEHAR DA, BAINA ZAPORE ABERATSAK MEREZI DU. REMOULADE, HAU DA, MAIONESA SALTSA MOSTAZA, LIMOI ETA CAJUN ETA CILANTRO APAINDURA PIPER GORRI TXIKITUAREKIN, TIPULA GORRIAREKIN ETA PERREXILAREKIN, EGUN BAT LEHENAGO EGIN DAITEKE ETA HOZTU.

- 4 koilarakada oliba olio
- ½ Kopako pakanak fin-fin txikituta
- 2 koilarakada perrexil freskoa txikituta
- 1 koilarakada ezkai freskoa txikituta
- 2 8 ontzako snapper xerrak, ½ hazbeteko lodiera
- 4 koilarakada Cajun ongailu (ikus errezeta)
- ½ Kopako tipula xehatuta
- ½ Kopako piper berde txikitua
- ½ Kopako apio xerratan
- 1 koilarakada baratxuri xehatuta
- 1 libra okra leka freskoa, 1 hazbeteko xerra lodietan moztuta (edo zainzuri freskoa, 1 hazbeteko xerratan moztuta)
- 8 ontza mahats edo cherry tomateak, erditik moztuta
- 2 koilarakada txikitutako ezkai freskoa
- piper beltza
- Rémoulade (ikusi errezeta, eskuinean)

1. Berotu 1 koilarakada oliba olio su ertainean zartagin ertainean. Gehitu pakanak eta txigortu 5 minutu inguru

edo urrezko eta lurrintsu arte, sarri irabiatuz. Transferitu pakanak ontzi txiki batera eta utzi hozten. Gehitu perrexila eta ezkaia eta utzi.

2. Berotu labea 400º F-ra. Labeko xafla bat pergamino paperarekin edo filmarekin forratu. Jarri snapper xerrak labeko xaflan, azala behera, eta hautseztatu koilaratxo 1 cajun ongailu bakoitzaren gainean. Pasteleko pintzela erabiliz, bota 2 koilarakada oliba olio xerrak. Banatu pekanen nahasketa uniformeki xerrak artean, pekanak astiro-astiro sakatuz arrainaren gainazalean, elkarrekin eusteko. Ahal izanez gero, estali intxaurrez arrain-xerrearen azalera guztiak. Egosi arraina 8-10 minutuz edo labana baten puntarekin erraz malutatzen den arte.

3. Berotu gainerako 1 koilarakada oliba olioa zartagin handi batean su ertain-altuan. Gehitu tipula, piper gozoa, apioa eta baratxuria. Egosi eta irabiatu 5 minutuz edo barazkiak kurruskariak eta samurrak egon arte. Gehitu xerratan okra (edo zainzuriak erabiliz gero) eta tomateak; egosi 5-7 minutuz edo okra kurruskaria izan arte eta tomateak lehertzen hasi arte. Kendu sutatik eta ezkaiarekin eta piper beltzarekin ondu dastatzeko. Zerbitzatu barazkiak snapper eta Rémouladearekin.

Remoulade: Elikagai-prozesadorean, pultsua ½ Kopako piper gorri txikitua, ¼ Kopako txalota txikituta eta 2 koilarakada perrexil freskoa xehatu arte. Gehitu ¼ kopa Paleo Mayo (ikus_errezeta_), ¼ kopa Dijon mostaza (ikus_errezeta_), 1 ½ koilarakada limoi zukua eta ¼ tsp Cajun ongailu (ikus_errezeta_). Nahastu konbinatu arte. Transferitu ontzi batera eta hoztu zerbitzatzeko prest arte. (Remoulade egun bat lehenago prestatu daiteke eta hozkailuan).

HEGALUZE TARTADA ESTRAGOIAREKIN AGUAKATEAREKIN ETA LIMOI AÏOLIAREKIN

PRESTAKETA:25 minutu egosteko: 6 minuturako: 4 anoaIRUDIA

IZOKINAREKIN BATERA, HEGALUZEA DA BATFIN-FIN TXIKITU ETA HANBURGESAK EGITEKO MODUKO ARRAIN ESPEZIE ARRAROAK. KONTUZ IBILI HEGALUZEA ELIKAGAI-PROZESADOREAN GEHIEGI EZ PROZESATZEA; GEHIEGIZKO PROZESATZEAK GOGORTU EGINGO DU.

- 1 libra azalarik gabeko hegaluze xerrak freskoak edo izoztuak
- 1 arrautza zuringoa, arinki irabiatua
- ¾ Kopako urrezko liho-hazi bazkaria
- 1 koilarakada estragoi freskoa edo aneta zati txikitan moztuta
- 2 koilarakada tipulin freskoa txikituta
- 1 koilaratxo fin-fin txikituta limoi-azala
- 2 koilarakada liho olioa, aguakatea edo oliba olioa
- 1 aguakate ertain, hazirik gabe
- 3 koilarakada Paleo Mayo (ikuserrezeta)
- 1 koilaratxo fin-fin txikituta limoi-azala
- 2 koilarakada limoi fresko zuku
- 1 baratxuri ale, txikituta
- 4 ontza haurra espinakak (estu bildutako 4 edalontzi inguru)
- ⅓ Kopako baratxuri errea ozpin ozpin (ikuserrezeta)
- 1 Granny Smith sagar, zurtoina eta hozka-tamaina zatitan moztuta
- ¼ Kopako intxaur txigortu txikituta (ikuspunta)

1. Desizoztu arraina, izoztuta badago. Garbitu arraina; paper xurgatzailearekin lehortu. Moztu arraina 1 ½ hazbeteko zatitan. Jarri arraina janari-prozesadore batean; pultsua piztu / itzali fin-fin txikitu arte. (Kontuz gehiegi ez lan

egin, bestela tarta gogortuko duzu.) Arraina alde batera utzi.

2. Nahastu arrautza zuringoak, 1/4 kopa liho-haziak, estragoia, tipulina eta limoi-azala ertain batean. Gehitu arraina; astiro-astiro nahastu konbinatzeko. Osatu arrain-nahasketa ½ hazbeteko lodiera duten lau albondigak.

3. Jarri gainerako ½ kopa liho-haziak plater sakon batean. Haragi-bolak busti liho-hazien nahasketan eta buelta eman uniformeki estali daitezen.

4. Berotu olioa su ertainean oso zartagin handi batean. Egosi hegaluze-albondigak olio beroan 6-8 minutuz edo haragi-boletan horizontalean sartutako berehalako irakurketa-termometroak 160 °F adierazten duen arte, egosketa-denboraren erdian behin biratuz.

5. Bitartean, aïolirako, ontzi ertain batean sardexka bat erabili aguakatea birrintzeko. Gehitu Paleo Mayo, limoi-azala, limoi zukua eta baratxuria. Purea ondo konbinatu eta ia leuna arte.

6. Jarri espinakak ontzi ertain batean. Ondu espinakak baratxuri erretako ozpin-ozpinarekin; larruari bota. Ano bakoitzerako, plater batean jarri hegaluze patty bat eta espinakaren laurden bat. Gehitu hegaluzea aïoli pixka batekin. Espinaka gaina sagar eta intxaurrekin. Zerbitzatu berehala.

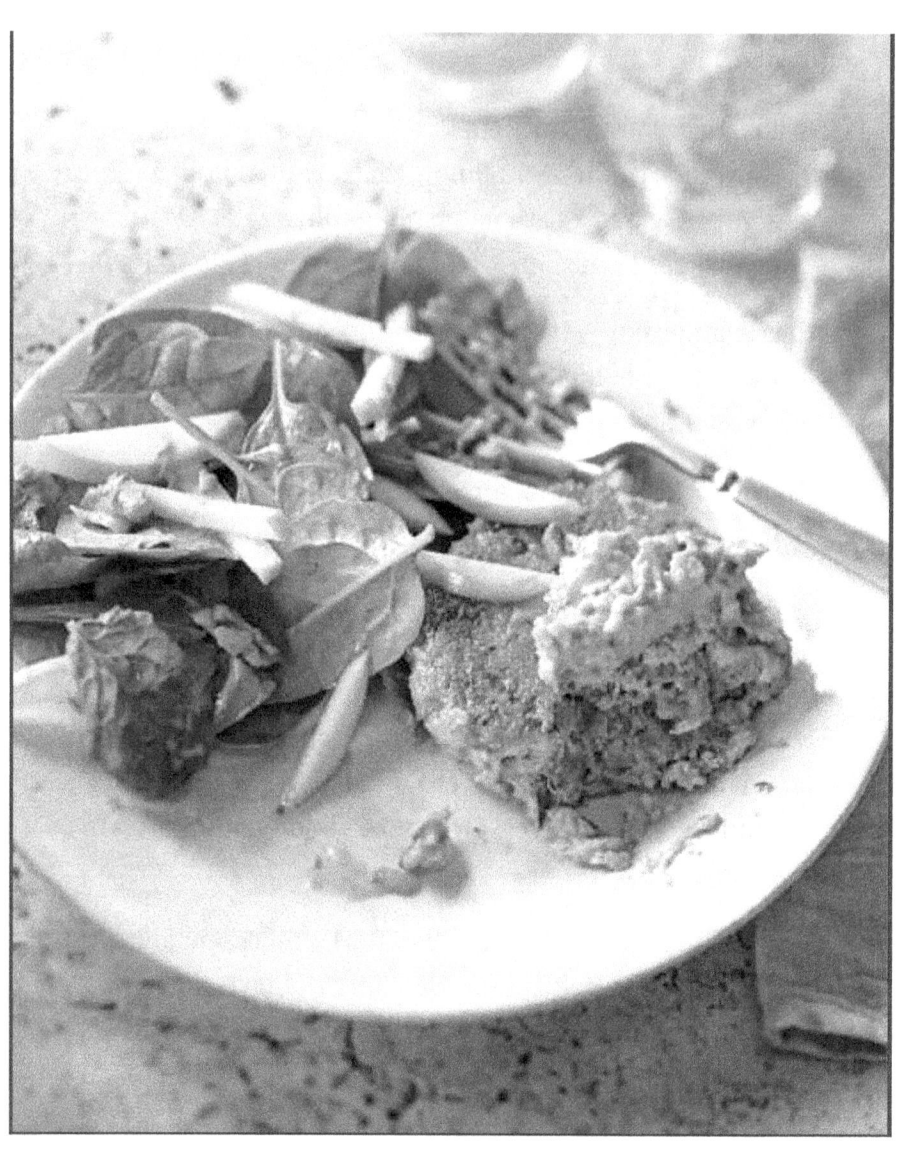

TAGINE BAXU MARRADUNA

PRESTAKETA:50 minutu hotz: 1etik 2 orduko egosketa: 22 minutuko egosketa: 25 minutu 4 anotarako

TAGINE DA IZENABAI IPAR AFRIKAKO PLATER BATETIK (ELTZE MODUKO BAT), BAI EGOSTEN DEN ELTZE KONIKOTIK. EZ BADUZU, ESTALITAKO LABEKO ZARTAGINAK PRIMERAN FUNTZIONATZEN DU. CHERMOULA IPAR AFRIKAKO BELAR-PASTA LODI BAT DA, MAIZ ARRAINENTZAKO MARINADA GISA ERABILTZEN DENA. HORNITU ARRAIN PLATER KOLORETSU HAU PATATA GOZOEKIN EDO AZALOREAREKIN.

4 6 ontzako lupia edo halibut xerra fresko edo izoztuak, azalean

1 cilantro txikituta

1 koilaratxo fin-fin txikituta limoi-azala (alde batera utzi)

¼ Kopako limoi-zuku freskoa

4 koilarakada oliba olio

5 baratxuri ale, txikituta

4 koilarakada beheko kumino

2 koilarakada piperrauts gozo

1 koilarakada martorri ehoa

¼ koilarakada ehoan anis

1 tipula handi, zuritu, erdira moztuta eta xerra mehean

1 15 ontzako tomate xehatu errea gatzik gehitu gabe, xukatu gabe

½ Kopako oilasko hezur-salda (ikus_errezeta_) edo gatzik gabeko oilasko salda

Piper hori handi 1, hazia eta ½ hazbeteko zerrendatan moztuta

1 piper laranja handi, hazia eta ½ hazbeteko zerrendatan moztuta

1. Desizoztu arraina, izoztuta badago. Garbitu arraina; paper xurgatzailearekin lehortu. Jarri arrain xerrak metalezkoa ez den labeko ontzi batean. Utzi arraina alde batera.

2. Chermoula egiteko, konbinatu cilantroa, limoi zukua, 2 koilarakada oliba olioa, 4 baratxuri ale xehatuta, kuminoa,

piperrautsa, martorria eta l 'anise irabiagailuan edo elikagai-prozesadore txiki batean. Estali eta nahastu leuna arte.

3. Bota chermoularen erdia arrainaren gainean, arrainari buelta emanez bi aldeak estali ditzan. Estali eta hozkailuan 1 edo 2 orduz. Estali gainerako chermoularekin; utzi atseden giro-tenperaturan behar arte.

4. Berotu labea 325 °F-ra. Berotu gainerako 2 koilarakada olio zartagin handi batean su ertain-altuan. Gehitu tipula; egosi eta irabiatu 4-5 minutuz edo bigundu arte. Gehitu gainerako baratxuri ale xehatua; egosi eta irabiatu 1 minutuz. Gehitu chermoula, tomatea, oilasko hezur-salda, piper zerrendak eta limoi-azala. Ekarri irakiten; sukarra murriztu. Egosi, estali gabe, 15 minutuz. Nahi izanez gero, transferitu nahasketa taginera; apaindu arrainarekin eta platerean geratzen den edozein chermoularekin. Estalkia; labean 25 minutuz. Zerbitzatu berehala.

HALIBUT GANBA ETA BARATXURI SALTSAN SOFFRITO KALEAREKIN

PRESTAKETA:30 minutu egosketa: 19 minutu egosketa: 4 anoa

HAINBAT ITURRI ETA HALIBUT MOTA DAUDE,ETA OSO KALITATE EZBERDINEKOA IZAN DAITEKE ETA OSO BALDINTZA EZBERDINETAN HARRAPATZEN DIRA. ARRAINAREN IRAUNKORTASUNA, BIZI DEN INGURUNEA ETA HAZI/HARRAPATZEN DEN BALDINTZAK DIRA KONTSUMITZEKO ZEIN ARRAINA DEN AUKERA ONA ZEHAZTEN DUTEN FAKTOREAK. BISITATU MONTEREY BAY AQUARIUM WEBGUNEA (WWW.SEAFOODWATCH.ORG) ZEIN ARRAIN JAN ETA ZEIN SAIHESTU BURUZKO AZKEN INFORMAZIORAKO.

4 6 ontzako halibut xerra fresko edo izoztuak, hazbete inguruko lodiera
piper beltza
6 koilarakada oliba olio birjina estra
½ Kopako tipula fin-fin txikituta
¼ Kopako piper gorri txikituta
2 baratxuri ale, txikituta
¾ koilaratxo piperrauts ketua
½ koilaratxo oregano freskoa txikituta
4 edalontzi kale, zurtoina, ¼ hazbeteko (12 oz inguru) zerrenda lodietan moztuta
⅓ edalontzi ur
8 ontza ganba ertainak, zuritu, garbitu eta txikituta
4 baratxuri ale, xerra finetan
¼ eta erdi koilaratxo piper gorri txikituta
⅓ Kopako jerez lehorra
2 koilarakada limoi zuku
1/4 Kopako perrexil freskoa txikituta

1. Desizoztu arraina, izoztuta badago. Garbitu arraina; paper xurgatzailearekin lehortu. Arraina piperrez hautseztatu. Berotu 2 koilarakada oliba olio su ertainean zartagin handi batean. Gehitu xerrak; egosi 10 minutuz edo sardexka batekin probatzen denean arraina urrezko marroia eta malutak izan arte, egosketaren erdian behin buelta emanez. Jarri arraina erretilu batera eta estali paperarekin bero egoteko.

2. Bitartean, beste zartagin handi batean, berotu koilarakada 1 oliba olio su ertainean. Gehitu tipula, piper gozoa, 2 baratxuri ale xehatuta, piperrautsa eta oreganoa; egosi eta irabiatu 3-5 minutuz edo bigundu arte. Nahastu kalea eta ura. Estali eta egosi 3-4 minutuz edo likidoa lurrundu eta barazkiak apur bat samurrak egon arte, noizean behin irabiatuz. Estali eta mantendu epela zerbitzatzeko prest arte.

3. Ganba-saltsarako, arraina egosteko erabili zen zartaginean gainerako 3 koilarakada oliba olio gehitu. Gehitu ganbak, 4 baratxuri ale eta piper gorri txikitua. Egosi eta irabiatu 2 edo 3 minutuz edo baratxuria urrezko bihurtzen hasi arte. Gehitu ganbak; 2 edo 3 minutuz egosi ganbak sendo eta arrosak izan arte. Gehitu jerez eta limoi zukua. Egosi 1 edo 2 minutuz edo apur bat murriztu arte. Gehitu perrexila.

4. Banatu ganba saltsa halibut xerrak artean. Zerbitzatu barazkiekin.

BOUILLABAISSE ITSASKIAREKIN

HASIERATIK AMAIERARA: ORDU ETA ERDI EGITEKO: 4 ANOA

ITALIAKO CIOPPINOA BEZALA, FRANTSES ARRAIN HORIARRAINAREN ETA ITSASKIAREN EGUNEKO HARRAPAKETAREN ZAPOREA IRUDIKATZEN OMEN DU BARATXURI, TIPULA, TOMATE ETA ARDOAREKIN LAPIKO BATEAN BOTATAKOA. BOUILLABAISSEAREN ZAPORE NABARMENENA, ORDEA, AZAFRAIA, MIHILUA ETA LARANJA AZALAREN KONBINAZIOA DA.

1 libra azalarik gabeko halibut xerrak freskoak edo izoztuak, 1 hazbeteko zatitan moztuta

4 koilarakada oliba olio

2 edalontzi tipula txikituta

4 baratxuri ale, xehatuta

1 mihilu bakoitza, korapilatua eta txikituta

6 roma tomate, txikituta

¾ Kopako oilasko hezur-salda (ikus<u>errezeta</u>) edo gatzik gabeko oilasko salda

¼ kopa ardo zuri lehorra

1 Kopako tipula fin-fin txikituta

Mihilu-buru 1, korapilatua eta fin-fin txikituta

6 baratxuri ale, txikituta

1 laranja

3 Roma tomate, fin-fin txikituta

4 azafrai adar

1 koilarakada oregano freskoa txikituta

1 kilo txirlak, garbitu eta garbitu

1 kilo muskuiluak, bizarra kendu, garbitu eta garbitu (ikus<u>punta</u>)

Oregano freskoa txikitua (aukerakoa)

1. Desizoztu halibut, izoztuta badago. Garbitu arraina; paper xurgatzailearekin lehortu. Utzi arraina alde batera.

2. Berotu 2 koilarakada oliba olio su ertainean 6 eta 8 litroko holandar labe batean. Gehitu 2 edalontzi txikitutako tipula, 1 mihilu txikitua eta 4 baratxuri ale txikituta lapikora. Egosi 7-9 minutuz edo tipula bigundu arte, noizean behin irabiatuz. Gehitu 6 tomate xehatu eta mihilu buru 1 txikituta; egosi beste 4 minutuz. Gehitu oilasko hezur-salda eta ardo zuria lapikora; egosi 5 minutuz; hoztu pixka bat. Transferitu barazki-nahasketa irabiagailu batera edo elikagai-prozesadore batera. Estali eta irabiatu edo nahastu leuna arte; alde batera uzteko.

3. Holandako labe berean, berotu gainerako 1 koilarakada oliba olioa su ertainean. Gehitu 1 Kopako tipula fin-fin txikituta, 1 mihilu-buru txikituta eta 6 baratxuri ale xehatuta. Egosi su ertainean 5 eta 7 minutuz edo ia bigundu arte, maiz irabiatuz.

4. Erabili patata zuritzeko laranja azala zerrenda zabaletan kentzeko; alde batera uzteko. Gehitu barazki-purea, 3 tomate txikituta, azafraia, oreganoa eta laranja-zukua Holandako labean. Ekarri irakiten; murriztu beroa irakiten jarraitzeko. Gehitu txirlak, muskuiluak eta arraina; bota astiro-astiro arraina saltsarekin estaltzeko. Egokitu beroa behar den moduan, irakiten mantentzeko. Estali eta egosi sutan 3-5 minutuz muskuiluak eta txirlak ireki arte eta sardexka batekin probatzean arraina malutaka hasten den arte. Bota azaleko ontzietan zerbitzatzeko. Nahi izanez gero, hautseztatu oregano gehiago.

GANBA-CEVICHE KLASIKOA

PRESTAKETA: 20 minutu egosteko: 2 minutu hozteko: ordu 1 atseden hartzeko: 30 minuturako: 3 eta 4 anotarako

LATINOAMERIKAKO PLATER HAU ZORAGARRIA DAZAPOREA ETA EHUNDURA. PEPINO ETA APIO KURRUSKARIA, AGUAKATE KREMATSUA, JALAPEÑO BEROAK ETA GOXOAK ETA LIMOI ZUKUAREKIN ETA OLIBA OLIOAREKIN NAHASTUTA GANBA GOZO GOZOAK. CEVICHE TRADIZIONALEAN, LIMOI ZUKUAN DAGOEN AZIDOAK GANBAK "SUKALDATZEN" DITU -BAINA UR IRAKINETAN MURGILTZEAK EZ DU EZER NAHI GABE UZTEN, SEGURTASUNARI DAGOKIONEZ-, ETA EZ DU KALTETZEN GANBAREN ZAPOREA EDO EHUNDURA.

- Kilo bat ganba ertain freskoak edo izoztuak, zuritu eta isatsak kendu, isatsak kendu
- ½ pepino, zuritu, hazia eta txikituta
- 1 Kopako apio txikituta
- ½ tipula gorri txiki, txikituta
- 1 edo 2 jalapeño, haziak eta txikituta (ikus punta)
- ½ Kopako limoi freskoa
- 2 tomate erroma, zatituta
- 1 aguakatea, erdibitua, hazia, zuritu eta zatituta
- ¼ Kopako cilantro freskoa txikituta
- 3 koilarakada oliba olio
- ½ koilaratxo piper beltz

1. Desizoztu ganbak, izoztuta badaude. Zuritu eta garbitu ganbak; ilarak kendu. Garbitu ganbak; paper xurgatzailearekin lehortu.

2. Bete ontzi handi bat urez erdira. Ekarri irakiten. Gehitu ganbak ur irakinetan. Egosi, estali gabe, 1 edo 2 minutuz edo, besterik gabe, ganbak opaku bihurtu arte; hustuketa

Jarri ganbak ur hotzaren azpian eta xukatu berriro. Ganba zatituta.

3. Erreaktiboa ez den ontzi handi batean, konbinatu ganbak, pepinoa, apioa, tipula, jalapeñoak eta limoi zukua. Estali eta hozkailuan ordubetez, behin edo bitan irabiatuz.

4. Nahastu tomateak, aguakatea, martorria, oliba olioa eta piper beltza. Estali eta utzi giro-tenperaturan 30 minutuz. Mugitu astiro-astiro zerbitzatu aurretik.

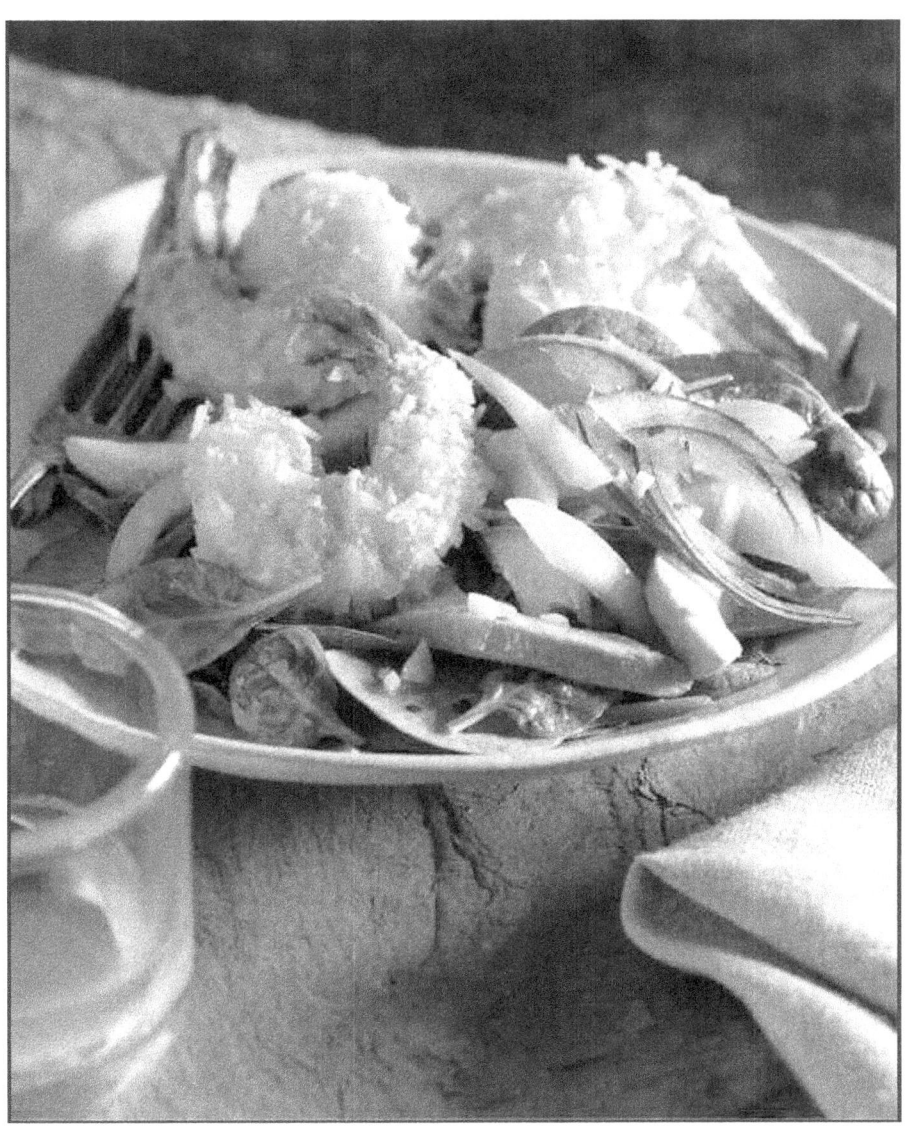

KOKO AZALEKO GANBAK ETA ESPINAKAK ENTSALADA

PRESTAKETA:25 minutu egosketa: 8 minutu 4 anotarako<u>IRUDIA</u>

KOMERTZIALKI EKOITZITAKO OLIBA OLIOAREN SPRAY-LATAALE-ALKOHOLA, LEZITINA ETA PROPULTSATZAILEAK IZAN DITZAKE, EZ DA NAHASKETA BIKAINA BENETAKO JANARIA GARBIA JATEN ETA ALEAK, GANTZ OSASUNGARRIAK, LEKALEAK ETA ESNEKIAK SAIHESTEKO. OLIO-PRENTSA BATEK AIREA SOILIK ERABILTZEN DU OLIOA LAINO FIN BATEAN SAKATZEKO, EZIN HOBEA KOKO LURRAZALEKO GANBAK EGOSI AURRETIK ARIN ESTALTZEKO.

1 ½ kilo ganba freskoak edo izoztuak oskoletan

Spray botila mistoa oliba olio birjina estraz betea

2 arrautza

¾ Kopako gozoki gabeko koko birrindua edo birrindua

¾ Kopako almendra irina

½ Kopako aguakate olioa edo oliba olioa

3 koilarakada limoi fresko zuku

2 koilarakada limoi freskoa

2 baratxuri ale txiki, txikituta

⅛ eta ¼ koilaratxo txikitutako piper gorria

8 edalontzi espinaka freskoak

1 aguakate ertain, erdibitua, hazia, zurituta eta xerra meheetan

1 piper gozo hori edo laranja txikia, zerrenda meheetan moztuta

½ Kopako tipula gorri malutak

1. Desizoztu ganbak, izoztuta badaude. Zuritu eta kendu ganbak, isatsa osorik utziz. Garbitu ganbak; paper xurgatzailearekin lehortu. Berotu labea 450 °F-ra. Hornitu gozogintzako xafla handi bat aluminiozko paperarekin;

estali filma arinki Misto botilatik botatako olioarekin; alde batera uzteko.

2. Irabiatu arrautzak sardexka batekin sakonera gutxiko plater batean. Azaleko beste plater batean, nahastu koko eta almendra irina. Otarrainxkak arrautzetan busti eta buelta eman estaltzeko. Sartu koko-nahasketan, estaltzeko sakatuz (utzi isatsak estali gabe). Jarri ganbak geruza bakarrean prestatutako labeko xaflan. Estali ganba-oskolak Misto botilatik botatako olioarekin.

3. Egosi 8-10 minutuz edo otarrainxkak opakuak izan arte eta estaldura apur bat urreztatu arte.

4. Bitartean, nahastu aguakate-olioa, limoi-zukua, limoi-zukua, baratxuria eta piper gorri txikitua ontzeko torloju-tapa duen pote batean. Itxi eta ondo astindu.

5. Entsaladak egiteko, banatu espinakak lau platerren artean. Gainean aguakatea, piper gozoa, tipula gorria eta ganbak. Espeziekin ondu eta berehala zerbitzatu.

GANBA-CEVICHE ETA BIEIRA TROPIKALAK

PRESTAKETA:20 minutu marinatzeko: 30 eta 60 minuturako: 4 eta 6 anotara

CEVICHE FRESKOA ETA ARINA OTORDU BIKAINA DAUDAKO GAU EPEL BATERAKO. MELOI, MANGO, PIPER SERRANO, MIHILU ETA MANGO LIMOI ENTSALADA APAINGARRIAREKIN (IKUS<u>ERREZETA</u>), HAU JATORRIZKOAREN BERTSIO GOZOA ETA PIKANTEA DA.

1 libra bieira freskoak edo izoztuak

1 libra ganba freskoa edo izoztua

2 edalontzi meloi txikitua

2 mango ertain, gutxi gorabehera zuritu, zuritu eta txikituta (2 edalontzi inguru)

1 mihilu bakoitza, zurituta, laurdenetan banatuta, muina eta xerra meheetan moztuta

1 piper gozo gorri ertaina, txikituta (¾ kopa inguru)

1-2 piper serrano, nahi izanez gero haziak eta xerra finetan moztuta (ikus<u>punta</u>)

½ Kopako arin josia, cilantro freskoa txikituta

1 Mango Lime entsalada janzteko errezeta (ikus<u>errezeta</u>)

1. Desizoztu bieirak eta ganbak, izoztuta badaude. Zatitu bieirak erditik horizontalean. Zuritu, kendu eta moztu otarrainxkak erditik horizontalean. Garbitu bieira eta ganbak; paper xurgatzailearekin lehortu. Lapiko handi bat hiru laurden bete urez. Ekarri irakiten. Gehitu ganbak eta bieirak; egosi 3-4 minutu edo ganbak eta bieira opakuak izan arte; xukatu eta garbitu ur hotzarekin azkar hozteko. Ondo xukatu eta alde batera utzi.

2. Konbinatu kantaloupea, mangoa, mihilua, piper gozoa, piper serranoa eta martorri ontzi handi batean. Gehitu mango

eta limoi entsalada apaingarria; bota astiro-astiro estaltzeko. Nahastu astiro-astiro egositako ganbak eta bieirak elkarrekin. Utzi hozkailuan marinatzen 30-60 minutuz zerbitzatu aurretik.

JAMAIKAKO GANBAK AGUAKATE OLIOAREKIN

HASIERATIK AMAIERARA:Duela 20 minutu: 4 anoa

GUZTIRA 20 MINUTUKO ITXARONALDIAREKIN,PLATER HONEK BESTE ARRAZOI BAT ESKAINTZEN DU ETXEAN OTORDU OSASUNTSU BAT JATEKO, BAITA JENDETSUENETAN ERE.

- 1 libra izkina ertain freskoak edo izoztuak
- 1 Kopako mango zuritu eta txikituta (ertain 1)
- ⅓ Kopako tipula gorri xerra finetan
- ¼ Kopako cilantro freskoa txikituta
- 1 koilarakada limoi freskoa
- 2-3 koilarakada jamaikar jerk ongailu (ikus<u>errezeta</u>)
- 1 koilarakada oliba olio birjina estra
- 2 koilarakada aguakate olio

1. Desizoztu ganbak, izoztuta badaude. Nahastu mangoa, tipula, cilantroa eta limoi zukua ontzi ertain batean.

2. Otarrainxkak zuritu eta kendu. Garbitu ganbak; paper xurgatzailearekin lehortu. Jarri ganbak ontzi ertain batean. Jamaikako Jerk ongailuarekin hautseztatu; bota izkirak alde guztietatik estaltzeko.

3. Itsatsi gabeko zartagin handi batean, oliba olioa bero ertain-altuan. Gehitu ganbak; egosi eta irabiatu 4 minutu inguru edo opakua arte. Boztatu ganbak aguakate-olioarekin eta zerbitzatu mango nahasketarekin.

OTARRAINXKA ESPINAKA ZIMELEKIN ETA ERRADITXOAREKIN

PRESTAKETA:15 minutu egosi: 8 minutu: 3 anoa

"SCAMPI" JATETXEKO PLATER KLASIKO BATI ERREFERENTZIA EGITEN DIOOTARRAINXKAK GURINAREKIN ETA BARATXURI ETA LIMOI ASKOREKIN FRIJITUTA EDO PLANTXAN. OLIBA OLIO PIKANTEAREN BERTSIO HAU PALEO-ONARTUA ETA NUTRIENTE TRINKOA DA RADICCHIO ETA ESPINAKAK SALTEATU AZKAR BATEKIN.

1 libra ganba freskoa edo izoztua
4 koilarakada oliba olio birjina estra
6 baratxuri ale, txikituta
½ koilaratxo piper beltz
¼ kopa ardo zuri lehorra
½ Kopako perrexil freskoa txikitua
Erditxo-buru erdia, muina eta xerra finetan moztuta
½ koilaratxo piper gorri txikituta
9 edalontzi espinaka haurra
limoi-ontziak

1. Desizoztu ganbak, izoztuta badaude. Zuritu eta kendu ganbak, isatsa osorik utziz. Zartagin handi batean, berotu 2 koilarakada oliba olio su ertain-altuan. Gehitu ganbak, 4 baratxuri ale xehatuta eta piper beltza. Egosi eta irabiatu 3 minutu inguru edo ganbak opakuak izan arte. Transferitu ganba nahasketa ontzi batera.

2. Gehitu ardo zuria zartaginera. Egosi, nahastuz, baratxuria gorritutako zartaginaren hondotik desegiteko. Bota ardoa

ganba gainean; nahastu konbinatzeko. Irabiatu perrexila. Estali paperarekin epela mantentzeko; alde batera uzteko.

3. Gehitu gainerako 2 koilarakada oliba olioa, gainerako 2 baratxuri ale xehatuta, radicchioa eta piper gorri txikitua zartaginean. Egosi eta irabiatu su ertainean 3 minutuz edo radicchioa zimeltzen hasi arte. Nahastu poliki-poliki espinakak; egosi eta irabiatu 1 edo 2 minutuz edo espinakak zimeldu arte.

4. Zerbitzatzeko, banatu espinakak nahasketa hiru plater artean; ganba nahasketarekin apaindu. Zerbitzatu limoi zatiekin ganbak eta barazkiak estutzeko.

KARRAMARRO ENTSALADA AGUAKATEAREKIN, POMELOAREKIN ETA JICAMAREKIN

HASIERATIK AMAIERARA:Duela 30 minutu: 4 anoa

JUMBO PIKOR EDO KARRAMARRO-HARAGIA DA ONENAENTSALADA HONETARAKO. JUMBO KARRAMARRO-HARAGIA ENTSALADAN ONDO FUNTZIONATZEN DUTEN PIEZA HANDIEKIN EGITEN DA. BACKFIN KARRAMARROAREN GORPUTZEKO KARRAMARRO-HARAGI ZATI TXIKIEN ETA KARRAMARRO-HARAGI ZATI TXIKIEN KONBINAZIOA DA. KARRAMARRO ERRALDOIA BAINO TXIKIAGOA BADA ERE, BIZKAR-HEGATSAK ONDO FUNTZIONATZEN DU. FRESKOA DA ONENA, NOSKI, BAINA IZOZTUTAKO KARRAMARRO DESIZOZTUA AUKERA BIKAINA DA.

6 edalontzi espinaka haurra

½ jicama ertaina, zurituta eta txikituta *

2 pomelo arrosa edo rubi gorri, zuritu, haziak eta xerratan zatituta **

2 aguakate txiki, erditik moztuta

1 libra jumbo edo bizkar-hegats karramarro-haragia

Albahaka eta pomeloa janztea (ikusi errezeta eskuinean)

1. Banatu espinakak lau plateretan. Gainean jicama, pomelo zatiak eta metatutako zukua, aguakatea eta karramarro-haragia. Ondu albahaka eta pomeloa janzteko.

Albahaka eta pomeloa janzteko: torlojudun pote batean, gehitu ⅓ kopa oliba olio birjina estra; ¼ Kopako pomelo-zuku freskoa; 2 koilarakada laranja zuku freskoa; ½ txalota txikia, txikituta; 2 koilarakada albahaka freskoa fin-fin txikituta; ¼ koilaratxo piper gorri txikitua; eta ¼ koilaratxo piper beltza. Itxi eta ondo astindu.

* Aholkua: juliana zuritzeko aukera ematen dizu jicama azkar mozteko zerrenda meheetan.

** Aholkua: pomeloa disekzionatzeko, moztu xerra bat zurtoinaren amaieran eta fruituaren oinarrian. Jarri zutik laneko gainazalean. Moztu fruta ataletan goitik behera, fruituaren forma biribilduari jarraituz, azala zerrendatan kentzeko. Eutsi fruta ontzi baten gainean eta, sukaldeko labana erabiliz, moztu fruituaren erdigunea ziri bakoitzaren alboetan, mamitik askatzeko. Jarri ontziak pilatutako zukuekin ontzian. Baztertu mamia.

EGOSI CAJUN OTARRAINAREN BUZTANA ESTRAGOI AIOLIAREKIN

PRESTAKETA:20 minutu egosteko: 30 minuturako: 4 anoaIRUDIA

BI LAGUNENTZAKO AFARI ERROMANTIKO BATERAKO,ERREZETA HAU ERRAZ MOZTEN DA ERDITIK. ERABILI SUKALDEKO ZIZAILA OSO ZORROTZAK OTARRAINAREN ISATSEN OSKOLA IREKITZEKO ETA HARAGI ZAPORETSUA LORTZEKO.

2 Cajun ongailu errezeta (ikuserrezeta)

12 baratxuri ale, zuritu eta erditik moztuta

2 limoi, erditik moztuta

2 azenario handi, zurituta

2 apio zurtoin, zurituta

2 mihilu erraboil, zerrenda meheetan moztuta

1 libra perretxiko botoi osoa

4 7 eta 8 ontzako Maine otarrain-buztan

4 x 8 hazbeteko banbu pintxoak

½ Kopako Paleo Aïoli (baratxuri maionesa) (ikuserrezeta)

¼ Kopako Dijon mostaza (ikuserrezeta)

2 koilarakada estragoi edo perrexil fresko txikitua

1. Konbinatu 6 edalontzi ur, cajun ongailu, baratxuria eta limoiak 8 litroko lapiko batean. Ekarri irakiten; irakiten 5 minutuz. Jaitsi beroa likidoa sutan mantentzeko.

2. Moztu azenarioak eta apioa gurutzatu lau zatitan. Gehitu azenarioak, apioa eta mihilua likidoari. Estali eta egosi 10 minutuz. Gehitu perretxikoak; estali eta egosi 5 minutuz. Skimmer bat erabiliz, transferitu barazkiak ontzi batera; epel mantendu

3. Otarrainaren buztan bakoitzaren oinarri-muturretik hasita, irristatu pintxo bat haragiaren eta oskolaren artean, ia isats-muturretik igaroz. (Horrela, buztana ez da kiribiltzen egosten zehar.) Beroa murriztu. Otarrain-buztanak lapiko irakiten duen likidoan egosi 8-12 minutuz edo maskorrak gorri distiratsuak izan arte eta sardexka batekin zulatzean haragia samurra egon arte. Kendu otarraina sukaldeko likidotik. Erabili zapi bat otarrainaren isatsei eusteko eta pintxoak kendu eta bota.

4. Ontzi txiki batean, konbinatu Paleo Aïoli, Dijon mostaza eta estragoia. Zerbitzatu otarrainarekin eta barazkiekin.

MUSKUILU PATATAK AZAFRAI AIOLIAREKIN

HASIERATIK AMAIERA: ORDU 1¼ EGITEKO: 4 ANOA

HAU FRANTSES KLASIKOAREN PALEO BERTSIOA DALURRUNETAN MUSKUILUAK ARDO ZURIAREKIN ETA BELAR USAINTSUEKIN ETA PATATA ZURIEKIN KREPE MEHE ETA KURRUSKARIEKIN ZERBITZATUTA. BAZTERTU EGOSI AURRETIK IXTEN EZ DIREN MUSKUILUAK ETA EGOSI ONDOREN IREKITZEN EZ DIREN MUSKUILUAK.

PATATA FRIJITUAK
1 ½ kilo pastinak, zuritu eta 3 × ¼ hazbeteraino moztuta
3 koilarakada oliba olio
2 baratxuri ale, txikituta
¼ koilaratxo piper beltza
⅛ koilaratxo piper piper

AZAFRAIAREN AÏOLIA
⅓ Paleo Aïoli (Baratxuri Mayo) kopa (ikus errezeta)
⅛ koilaratxo azafrai hari, astiro xehatuta

MUSKUILU URDINA
4 koilarakada oliba olio
½ Kopako txalota fin-fin txikituta
6 baratxuri ale, txikituta
¼ koilaratxo piper beltza
3 kopa ardo zuri lehorra
3 adar handi perrexil hosto laua
4 kilo muskuiluak, garbitu eta oskoletan *
1/4 Kopako italiar perrexil freskoa (hosto lauak)
2 koilarakada estragoi freskoa txikitua (aukerakoa)

1. Parsnip krepeetarako, berotu aldez aurretik labea 450 ° F-ra. Beratu txikitutako txirrinak 30 minutuz hozkailuan estaltzeko behar adina ur hotzean; xukatu eta paper xurgatzailearekin lehortu.

2. Labeko erretilu handi bat labeko paperarekin forratu. Jarri pastinak ontzi handi handi batean. Ontzi txiki batean, konbinatu 3 koilarakada oliba olio, 2 baratxuri ale xehatuta, ¼ koilarakada piper beltz eta piper piperra; hautseztatu pastinak eta ondu. Jarri pastinak geruza berdin batean prestatutako labeko xaflan. Egosi 30-35 minutuz edo gelditu eta gorritzen hasi, noizean behin irabiatuz.

3. Aiolirako, paleo aïolia eta azafraia konbinatu ontzi txiki batean. Estali eta hozkailuan zerbitzatzeko prest egon arte.

4. Bitartean, 6-8 litroko ontzi batean edo Holandako labean, berotu 4 koilarakada oliba olio su ertainean. Gehitu txalotak, 6 baratxuri ale eta ¼ koilaratxo piper beltz; egosi 2 minutu inguru edo biguna eta zimeldu arte, sarri irabiatuz.

5. Gehitu ardoa eta perrexila adarrak lapikora; irakiten jarri. Gehitu muskuiluak, irabiatu zenbait aldiz. Ondo estali eta lurrunetan jarri 3-5 minutuz edo maskorrak ireki arte, bi aldiz astiro-astiro nahastuz. Baztertu irekitzen ez diren muskuiluak.

6. Zaldera handi bat erabiliz, muskuiluak azaleko zopa-plateretara eraman. Kendu eta baztertu perrexil-adarrak egosteko likidotik; isuri egosteko likidoa muskuiluen

gainean. Perrexil txikitua eta, nahi izanez gero, estragoia hautseztatu. Zerbitzatu berehala pastina frittiekin eta azafrai aïoliarekin.

* Aholkua: Egosi muskuiluak erosten diren egunean. Basamuskuiluak erabiltzen ari bazara, busti itzazu ur hotz ontzi batean 20 minutuz harea eta lurra garbitzeko. (Hau ez da beharrezkoa muskuilu hazietarako.) Eskuila zurrun bat erabiliz, garbitu muskuiluak, banan-banan, ur hotzaren azpian. Xukatu muskuiluak egosi baino 10-15 minutu inguru. Bizar oskoletatik ateratzen den zuntz masa txiki bat da. Bizarra kentzeko, heldu lodiari hatz erpuruaren eta erakuslearen artean eta tira giltzarantz. (Metodo honek ez ditu muskuiluak hiltzen.) Arrantzarako pintzak edo pintzak ere erabil ditzakezu. Ziurtatu muskuilu bakoitzaren oskola ondo itxita dagoela. Maskorren bat irekita badago, kolpatu astiro-astiro mostradorean. Minutu gutxiren buruan ixten ez diren muskuiluak baztertu.

BIEIRA FRIJITUAK ERREMOLATXA SALTSAREKIN

HASIERATIK AMAIERARA:Duela 30 minutu: 4 anoa<u>IRUDIA</u>

URREZKO LURRAZAL EDER BATERAKO,ZIURTATU ZARTAGINEN GAINAZALA LEHOR DAGOELA ETA ZARTAGINA EDER ETA BERO DAGOELA ZARTAGINEAN JARRI AURRETIK. UTZI BIEIRAK NAHASTU GABE 2 EDO 3 MINUTUZ, ARRETAZ BEGIRATUZ IRAULI AURRETIK.

1 libra bieira freskoak edo izoztuak, paperezko eskuoihal batekin zapalduta

3 erremolatxa ertain, zuritu eta txikituta

½ Granny Smith sagar, zuritu eta txikituta

2 jalapeño, zurtoinak, haziak eta txikituta (ikus<u>punta</u>)

1/4 Kopako cilantro freskoa txikituta

2 koilarakada tipula gorri fin-fin txikituta

4 koilarakada oliba olio

2 koilarakada limoi freskoa

Piper zuria

1. Desizoztu bieirak, izoztuta badaude.

2. Erremolatxa jantzeko, konbinatu erremolatxa, sagarra, jalapeñoa, cilantroa, tipula, 2 koilarakada oliba olioa eta limoi zukua ontzi ertain batean. Ondo nahastu. Alde batera utzi bieirak prestatzen dituzun bitartean.

3. Garbitu bieirak; paper xurgatzailearekin lehortu. Zartagin handi batean, berotu gainerako 2 koilarakada oliba olio su ertain-altuan. Gehitu bieirak; marroi 4-6 minutuz edo kanpotik urre koloreko marroia eta besterik gabe lausotu arte. Bieirak piper zuriarekin sueztitu.

4. Zerbitzatzeko, banatu erremolatxa plater artean berdin; gaina bieiraz. Zerbitzatu berehala.

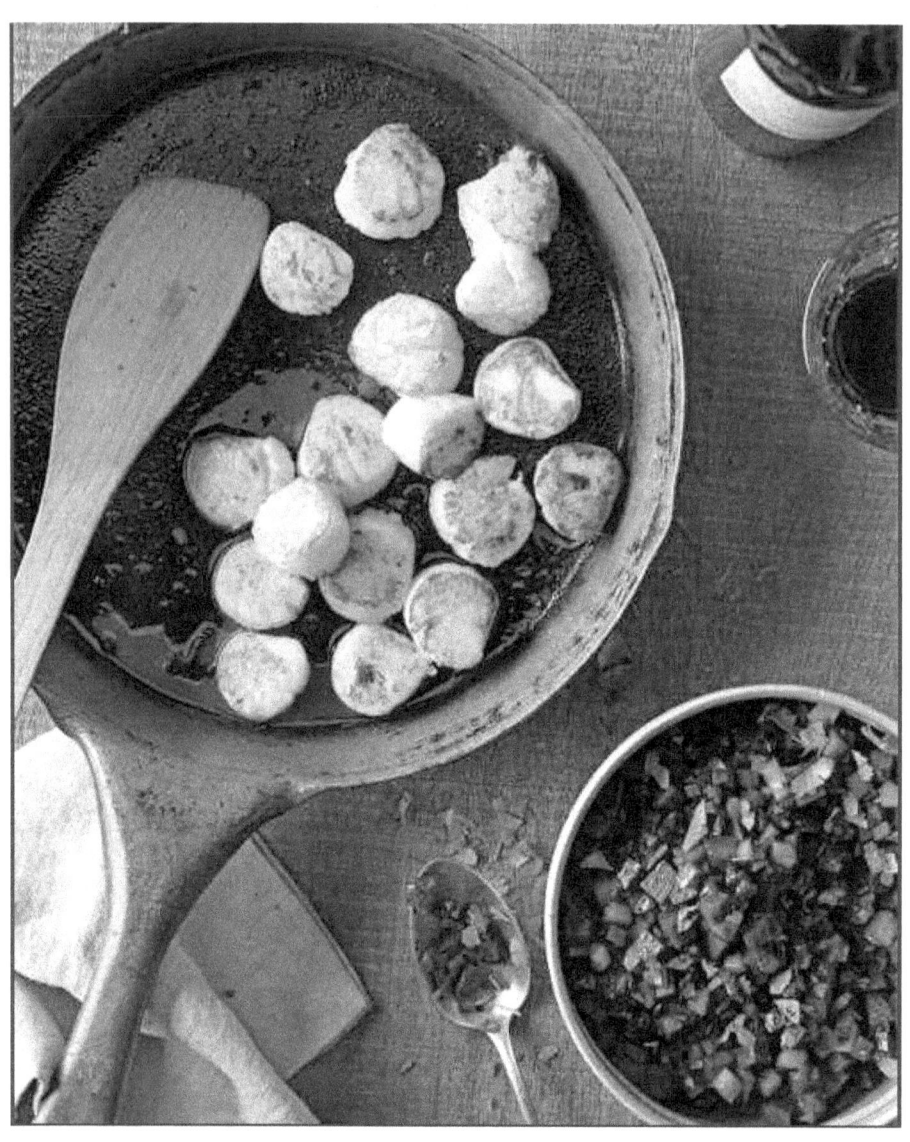

VIEIRA PLANTXAN PEPINO ETA ANETA SALTSAREKIN

PRESTAKETA:35 minutu hotza: 1etik 24 ordura Erretegia: 9 minutu baino lehen: 4 anoa

HONA HEMEN AKATSIK GABEKO AGUAKATEA LORTZEKO AHOLKU BAT:EROSI BERDE DISTIRATSUAK ETA GOGORRAK DIRENEAN, GERO MOSTRADORE GAINEAN ONTZEN UTZI EGUN BATZUETAN, HATZEKIN ARIN SAKATUZ GERO PIXKA BAT EMATEN DUTEN ARTE. GOGOR ETA HELDU GABE DAUDENEAN, EZ DUTE UBELDURARIK EGITEN MERKATUTIK IGAROTZEAN.

12 edo 16 bieira freskoak edo izoztuak (1¼ eta 1¾ kilo guztira)

¼ kopa oliba olio

4 baratxuri ale, txikituta

1 koilaratxo piper beltz eho berria

2 kuiatxo ertain, zuritu eta erditik moztu luzera

½ pepino ertaina, erditik moztuta luzera eta xerra finetan moztuta

1 aguakate ertain, erdibitua, hazia, zuritu eta txikituta

1 tomate ertainekoa, haziak eta txikituta

2 koilarakada menda freskoa txikituta

1 koilarakada txikitutako aneta

1. Desizoztu bieirak, izoztuta badaude. Garbitu bieirak ur hotzarekin; paper xurgatzailearekin lehortu. Ontzi handi batean, nahastu 3 koilarakada olio, baratxuria eta ¾ koilaratxo piper. Gehitu bieirak; bota astiro-astiro estaltzeko. Estali eta hozkailuan gutxienez ordubetez edo gehienez 24 orduz, noizean behin irabiatuz.

2. Ornitu kalabazinaren erdiak gainerako koilarakada 1 olioarekin; Gainerako ¼ koilaratxo piperrekin uniformeki hautseztatu.

3. Xukatu bieirak, bota marinada. Sartu 10 eta 12 hazbeteko bi brotxeta bieira bakoitzean, pintxo bakoitzeko 3 edo 4 bieira erabiliz, bi hazbeteko tartea utziz bieira artean. * (Bieirak bi erraletan jartzeak egonkor mantentzen laguntzen du parrillan erretzen eta biratzen direnean.)

4. Egur-ikatza edo gas parrilla baterako, jarri bieira-pintxoak eta kalabazin-erdiak parrillan zuzenean su ertainean. ** Estali eta parrillan bieirak opakuak izan arte eta kuiatxoak samurrak izan arte, egosketaren erdian buelta emanda. 6 eta 8 minutu itxaron bieirarentzat eta 9 eta 11 minutu kalabazinarentzat.

5. Bitartean, saltsarako, pepinoa, aguakatea, tomatea, menda eta aneta ontzi ertain batean konbinatu. Nahasi poliki-poliki konbinatzeko. Jarri bieira-pintxo bat lau plateretako bakoitzean. Moztu kalabazinaren erdiak diagonalean erditik eta gehitu platera bieiraekin. Zabaldu pepino nahasketa uniformeki bieira gainean.

* Aholkua: zurezko pintxoak erabiltzen badituzu, sartu behar den uretan estali ahal izateko 30 minutuz erabili aurretik.

** Parrillan egiteko: prestatu 3. urratsean deskribatutako moduan. Jarri bieira-pintxoak eta kalabazin-erdiak berotu gabeko parrilla batean zartagin batean. Egosi sutik 4-5 hazbetera bieirak opakuak izan arte eta kalabazina samurra egon arte, egosketaren erdian behin buelta emanda. 6 eta 8 minutu itxaron bieirarentzat eta 10 eta 12 minutu kalabazinarentzat.

BIEIRA FRIJITUAK TOMATEAREKIN, OLIBA OLIOAREKIN ETA BELAR SALTSAREKIN

PRESTAKETA:20 minutu egosketa: 4 minutu 4 anotarako

SALTSA IA OZPIN EPEL BATEN ANTZEKOA DA.OLIBA OLIOA, TXIKITUTAKO TOMATE FRESKOA, LIMOI ZUKUA ETA BELARRAK NAHASTEN DIRA ETA OSO ASTIRO-ASTIRO BEROTZEN DIRA - ZAPOREAK NAHASTEKO NAHIKOA-, ETA GERO BIEIRA ERREAREKIN ETA EKILORE-KIMU ENTSALADA KURRUSKARIAREKIN ZERBITZATZEN DIRA.

BIEIRA ETA SALTSA
- 1 eta 1 ½ libra bieira handi freskoak edo izoztuak (12 inguru)
- 2 Roma tomate handi, zuritu, * haziak eta txikituta
- ½ Kopako oliba olio
- 2 koilarakada limoi freskoa
- 2 koilarakada albahaka freskoa txikituta
- 1-2 koilarakada tipulina fin-fin txikituta
- 1 koilarakada oliba olio

ENTSALADA
- 4 edalontzi ekilore kimu
- 1 limoi, zatitan moztuta
- Oliba olio birjina estra

1. Desizoztu bieirak, izoztuta badaude. Garbitu bieirak; lehorra. Alde batera uzteko.

2. Saltsarako, konbinatu tomateak, ½ Kopako oliba olioa, limoi zukua, albahaka eta tipulina kazola txiki batean; alde batera uzteko.

3. Berotu 1 koilarakada oliba olio su ertain-altuan zartagin handi batean. Gehitu bieirak; egosi 4-5 minutu edo urrezko marroia eta opakua arte, egosketa erdian behin buelta emanez.

4. Entsaladarako, jarri kimuak zerbitzatu ontzi batean. Limoi zatiak kimuen gainean estutu eta olio zorrotada batekin ondu. Zozketa konbinatzeko.

5. Saltsa su motelean berotu arte; ez irakiten. Zerbitzatzeko, bota saltsa pixka bat plateraren erdian; apaindu 3 bieirarekin. Zerbitzatu kimu entsaladarekin.

* Aholkua: Tomate bat erraz zuritzeko, beratu ur irakiten lapiko batean 30 segundo edo minutu 1 edo azala pitzatzen hasi arte. Kendu tomateak irakiten dagoen uretatik eta berehala sartu itzazu ur izoztu batean egosketa prozesua geldiarazteko. Tomatea maneiatzeko nahikoa hozten denean, kendu azala.

KUMINO-AZALORE ERREA MIHILUAREKIN ETA UDABERRIKO TIPULAREKIN

PRESTAKETA:15 minutu egosteko: 25 minuturako: 4 anoaIRUDIA

BADA ZERBAIT BEREZIKI TENTAGARRIAAZALOREA ERREAREN ETA KUMINOAREN ZAPORE LURTSU ETA GAZIAREN KONBINAZIOAN. PLATER HONEK CURRANTS LEHORRAREN GOZOTASUN FAKTOREA DU. NAHI BADUZU, BERO APUR BAT GEHITU DEZAKEZU ¼ ETA ½ KOILARATXO TXIKITUTAKO TXILEAREKIN BATERA 2. URRATSEAN KUMINOAREKIN ETA GROSELLAREKIN.

3 koilarakada koko olio findurik

1 azalore ertaina, azalore-loreetan moztuta (4 eta 5 edalontzi)

2 mihilu buru, gutxi gorabehera txikituta

1 ½ Kopako tipula izoztua, desizoztuta eta xukatu

¼ Kopako currants lehorrak

2 koilarakada beheko kumino

Aneta txikitua (aukerakoa)

1. Berotu koko olioa zartagin handi batean su ertainean. Gehitu azalorea, mihilua eta tipula. Estali eta egosi 15 minutuz, noizean behin irabiatuz.

2. Beroa ertain-baxura murriztu. Gehitu currants eta kuminoa zartaginean; egosi, estali gabe, 10 bat minutuz edo azalorea eta mihilua bigundu eta urrezkoak izan arte. Nahi izanez gero, apaindu anetaz.

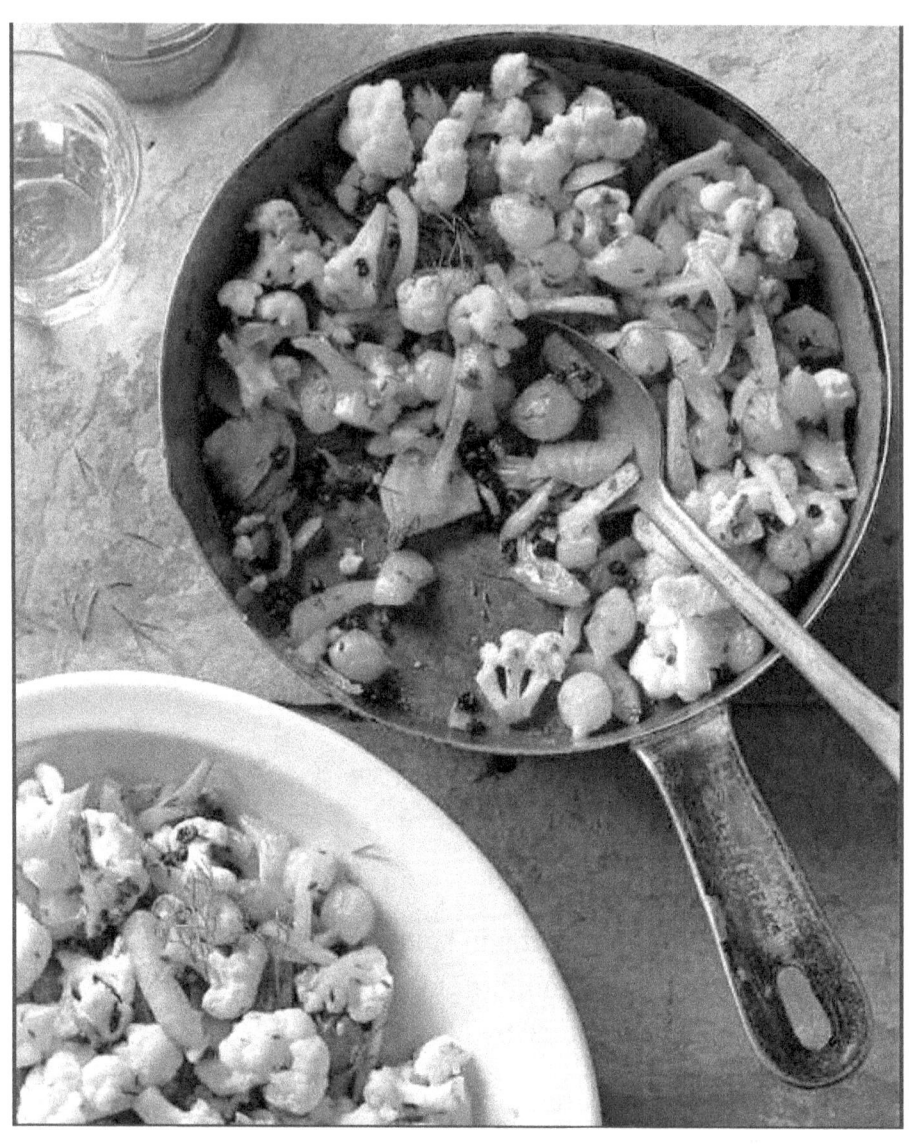

TOMATE ETA BERENJENA SALTSA ABERATSA KALABAZA ESPAGETIAREKIN

PRESTAKETA:30 minutu egosi: 50 minutu hozten: 10 minutu egosi: 10 minutu egosi: 4 anoa

ALBOKO PLATER GOZO HAU ERRAZ IRAULTZEN DAPLATER NAGUSIRAKO. GEHITU 1 LIBRA INGURU BEHEKO TXAHALA EDO BISONTE EGOSI BERENJENA ETA TOMATE NAHASKETARI PATATA-MASAGAILUAREKIN ARINKI BIRRINDUTA ONDOREN.

- 1 espageti squash 2 eta 2 ½ kg
- 2 koilarakada oliba olio
- 1 Kopako berenjena zuritu eta txikituta
- ¾ Kopako tipula txikitua
- 1 piper gozo gorri txiki, txikituta (½ kopa)
- 4 baratxuri ale, txikituta
- 4 tomate gorri ertain helduak, zuritu nahi izanez gero eta gutxi gorabehera txikituta (2 edalontzi inguru)
- ½ Kopako albahaka freskoa txikituta

1. Berotu labea 375 °F-ra. Hornitu gozogintzako xafla txiki bat pergamino paperarekin. Moztu espagetiak gurutzatu erditik. Erabili koilara handi bat haziak eta kateak kentzeko. Jarri kalabaza erdiak, moztutako aldeak behera, prestatutako labeko xaflan. Egosi, estali gabe, 50-60 minutuz edo kalabaza bigundu arte. Hoztu erretilu batean 10 bat minutuz.

2. Bitartean, oliba olioa su ertainean berotu zartagin handi batean. Gehitu tipula, berenjena eta piperra; egosi 5-7 minutuz edo barazkiak samurrak egon arte, noizean behin

irabiatuz. Gehitu baratxuria; egosi eta nahastu beste 30 segundoz. Gehitu tomateak; egosi 3-5 minutuz edo tomateak bigundu arte, noizean behin irabiatuz. Erabili patata birringailu bat nahasketa arin birrintzeko. Nahastu albahaka erdia. Estali eta egosi 2 minutuz.

3. Erabili lapiko bat edo eskuoihal bat kalabaza erdiei eusteko. Sardexka erabiliz, kalabazaren mamia ontzi ertain batean arrastatu. Banatu kalabaza lau platerren artean. Ondu uniformeki saltsarekin. Gainerako albahaka hautseztatu.

OZPINETAKO PORTOBELLO ERARA PERRETXIKOAK

PRESTAKETA:35 minutu egosketa: 20 minutu egosketa: 7 minutu 4 anotarako

PORTOBELLO FRESKOENETARAKO,BILATU ORAINDIK ZURTOINAK OSORIK DITUZTEN PERRETXIKOAK. ZAKATZAK HEZEAK AGERTU BEHAR DIRA, BAINA EZ HEZEAK EDO BELTZAK ETA HAIEN ARTEAN BEREIZKETA ONA IZAN BEHAR DUTE. SUKALDATZEKO EDOZEIN PERRETXIKO MOTA PRESTATZEKO, LEHORTU APUR BAT HEZETUTAKO PAPER ESKUOIHAL BATEKIN. INOIZ EZ JARRI PERRETXIKOAK UR AZPIAN EDO EZ SARTU URETAN - OSO XURGATZAILEAK DIRA ETA BIGUN ETA URTSU BIHURTZEN DIRA.

- 4 portobello perretxiko handi (kilo bat guztira)
- ¼ kopa oliba olio
- 1 koilarakada espezia ketua (ikus_errezeta_)
- 2 koilarakada oliba olio
- ½ Kopako txalota txikituta
- 1 koilarakada baratxuri xehatuta
- 1 libra zerba, zurtoina eta txikituta (10 edalontzi inguru)
- 2 koilarakada Mediterraneoko janzkera (ikus_errezeta_)
- ½ Kopako errefau txikituta

1. Berotu labea 400° F-ra. Kendu zurtoinak perretxikoei eta erreserbatu 2. urratserako. Erabili koilara baten punta txapelak zakatzak kentzeko; zakatzak baztertu. Jarri perretxiko txapelak 3 litro laukizuzeneko gozogintzako ontzi batean; garbitu perretxikoen bi aldeak ¼ kopa oliba olioarekin. Biratu perretxiko tapoiak zurtoinaren aldeak gainean egon daitezen; espezia ketuak hautseztatu. Estali

zartagina aluminiozko paperarekin. Egosi, estalita, 20 minutu inguru edo bigundu arte.

2. Bitartean, moztu gordetako perretxikoetatik zurtoinak; alde batera uzteko. Kardamomoa prestatzeko, kendu hostoetatik zerrenda lodiak eta bota. Moztu lodiki patata hostoak.

3. Berotu 2 koilarakada oliba olio su ertainean zartagin handi batean. Gehitu txalotak eta baratxuria; egosi eta nahastu 30 segundoz. Gehitu txikitutako perretxiko zurtoinak, txikitutako patata eta Mediterraneoko apainketa. Egosi, estali gabe, 6-8 minutuz edo ikatza bigundu arte, noizean behin irabiatuz.

4. Banatu patata nahasketa perretxiko txapelen artean. Bota zartaginean geratzen den likidoa perretxiko beteen gainean. Gainean errefautxo txikituta.

RADICCHIO ERREA

PRESTAKETA: 20 minutu egosteko: 15 minuturako: 4 anoa

RADICCHIO JATEN DA GEHIENNAHASTUTAKO BARAZKIEN ARTEAN MINGOSTASUN ATSEGINA EMATEKO ENTSALADA BATEN BAITAN, BERE KABUZ FRIJITU EDO PLANTXAN ERE EGIN DAITEKE. ERRADITXOAK BEREZKO MINGOSTASUN APUR BAT DAUKA, BAINA EZ DUZU NAHI NAGUSITU. BILATU BURU TXIKIAGOAK NON HOSTOAK FRESKO ETA KURRUSKARIAK AGERTZEN DIREN, EZ ZIMELDUTA. MOZTUTAKO MUTURRA MARROI SAMARRA IZAN DAITEKE, BAINA ZURIA IZAN BEHAR DU GEHIENBAT. ERREZETA HONETAN, ZERBITZATU BAINO LEHEN OZPIN BALTSAMIKOAREN ZIPRIZTINAK GOZOTASUN KUTSUA GEHITZEN DU.

2 erraditxo buru handi
¼ kopa oliba olio
1 koilarakada Mediterraneoko janzkera (ikus errezeta)
¼ Kopako ozpin baltsamikoa

1. Berotu labea 400º F-ra. Moztu erraditxoa laurdenetan, muinaren zati bat utziz (8 ziri izan behar dituzu). Oliba olioarekin garbitu erraditxoaren txalupen ebakitako aldeak. Antolatu ziriak, moztutako aldeak behera, labeko xafla batean; busti mediterranear janzkerarekin.

2. Egosi 15 minutu inguru edo erraditxoa zimeldu arte, egosketa erdian behin buelta emanez. Antolatu erraditxoa plater batean. Ozpin baltsamikoarekin ondu; berehala zerbitzatu.

MIHILU ERREA LARANJA OZPINAREKIN

PRESTAKETA:25 minutu errea: 25 minuturako: 4 anoa

ERRESERBATU GAINERAKO OZPINA BOTATZEKOENTSALADAREKIN EDO ZERBITZATU TXERRI, HEGAZTI EDO PLANTXAN ARRAINAREKIN. GORDE OZPIN-HONDARRAK ONDO ITXITAKO ONTZI BATEAN HOZKAILUAN 3 EGUNEZ.

- 6 koilarakada oliba olio birjina estra, gehi gehiago eskuila egiteko
- 1 mihilu handi, zuritu, nukleatua eta zatitan moztuta (erreserbatu hostoak apaintzeko nahi izanez gero)
- 1 tipula gorri, zatitan moztuta
- ½ laranja, xerra finetan
- ½ Kopako laranja zukua
- 2 koilarakada ardo zuri ozpin edo xanpain ozpin
- 2 koilarakada sagar zuku
- 1 koilaratxo lurretako mihilu haziak
- 1 koilaratxo laranja azala fin-fin txikituta
- ½ koilaratxo Dijon mostaza (ikus errezeta)
- piper beltza

1. Berotu labea 425 °F-ra. Sueztitu gozogintzako xafla handi bat oliba olioarekin. Jarri mihilu, tipula eta laranja xerrak zartaginean; bota 2 koilarakada oliba olio gainean. Barazkiak astiro-astiro bota olioz estaltzeko.

2. Barazkiak erre 25-30 minutuz edo barazkiak samurrak eta arin gorritu arte, egosketaren erdian behin buelta emanez.

3. Bitartean, laranja ozpin-ozpinerako, laranja zukua, ozpina, sagardoa, mihilu haziak, laranja-azala, Dijon mostaza eta

piperra nahastu irabiagailuan dastatzeko. Irabiagailuan jarrita, gehitu gainerako 4 koilarakada oliba olio korronte mehe batean. Jarraitu irabiatzen ozpin-ozpina loditu arte.

4. Jarri barazkiak plater batera. Barazkiak ozpin apur batekin ondu. Nahi izanez gero, apaindu mihilu hostoekin.

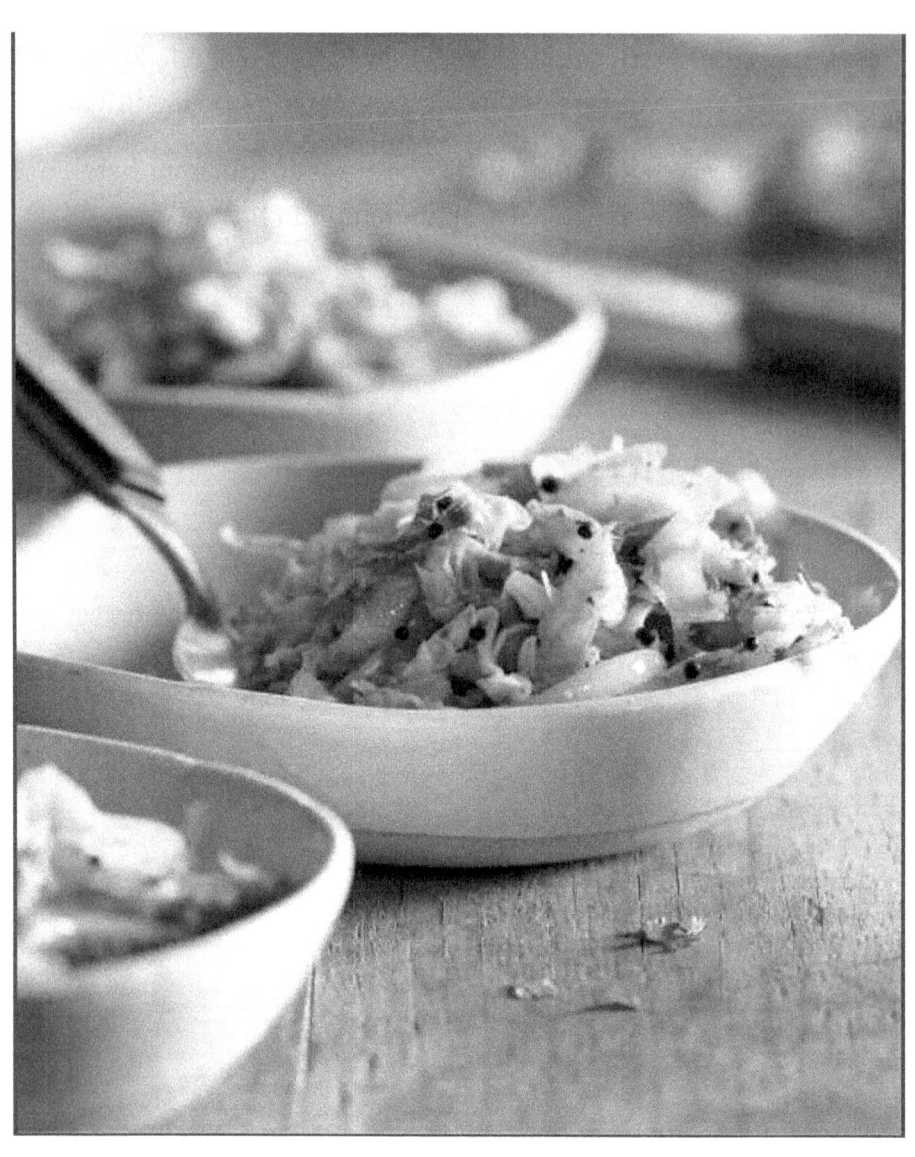

PUNJABI ESTILOKO SAVOY AZA

PRESTAKETA:20 minutu egosteko: 25 minuturako: 4 anoaIRUDIA

HARRIGARRIA DA GERTATZEN DENAZAPORE ARIN ETA ITXURAGABEKO AZA BIHURTU JENGIBREA, BARATXURIA, PIPERMINA ETA INDIAKO ESPEZIEKIN EGOSITA. MOSTAZA, MARTORRI ETA KUMINO HAZIEK ZAPOREA ETA KURRUSKARIA EMATEN DIOTE PLATER HONI. ABISUA: BEROA EGITEN DU! TXORI MOKOKO PIPERMIN TXIKIAK BAINA OSO INDARTSUAK DIRA ETA PLATERAK JALAPEÑOA ERE BADU. BERO GUTXIAGO NAHI BADUZU, ERABILI JALAPEÑOA.

- 1 2 hazbeteko jengibre freskoa, zuritu eta ⅓ hazbeteko xerratan moztuta
- 5 baratxuri ale
- 1 jalapeño handi, zurtoina kendu, hazia eta erdibitua (ikus punta)
- 2 koilarakada gatzik gabeko garam masala
- 1 koilarakada beheko turmeric
- ½ Kopako oilasko hezur-salda (ikus errezeta) edo gatzik gabeko oilasko salda
- 3 koilarakada koko olio findu
- 1 koilarakada mostaza beltz haziak
- 1 koilarakada martorri haziak
- 1 koilaratxo kumino haziak
- 1 txile txori moko osoa (chile de arbol) (ikus punta)
- 1 3 hazbeteko kanela makila
- 2 edalontzi xerra horia (2 ertain inguru)
- 12 edalontzi xerra meheko aza (1 ½ kilo inguru)
- ½ Kopako cilantro freskoa txikitua (aukerakoa)

1. Konbinatu jengibrea, baratxuria, jalapeñoa, garam masala, turmeric eta ¼ kopa oilasko hezur-salda elikagai-prozesadore edo irabiagailuan. Estali eta nahastu edo nahastu leuna arte; alde batera uzteko.

2. Nahastu koko olioa, mostaza haziak, martorri haziak, kumino haziak, pipermina eta kanela makila zartagin handi batean. Egosi su ertain-altuan, zartagina maiz astinduz, 2 edo 3 minutuz edo kanela makilak askatu arte (kontuz: mostaza-haziak lehertu eta zipriztinduko dira egosten diren bitartean). Gehitu tipula; egosi eta irabiatu 5-6 minutuz edo tipula pixka bat gorritu arte. Gehitu jengibre nahasketa. Egosi 6-8 minutuz edo nahasketa ondo karamelizatu arte, maiz irabiatuz.

3. Gehitu aza eta gainerako oilasko hezur-salda; ondo nahastu. Estali eta egosi 15 minutu inguru edo aza bigundu arte, bi aldiz irabiatuz. Ezagutu zartagina. Egosi eta irabiatu 6-7 minutuz edo aza apur bat gorritu arte eta gehiegizko oilasko hezur-salda lurrundu arte.

4. Kendu eta baztertu kanela makila eta pipermina. Nahi izanez gero, hautseztatu cilantro.

KANELA ERREA BUTTERNUT SQUASH

PRESTAKETA:20 minutu erretzeko: 30 minutu: 4 eta 6 anotarako

CAYENNE PIPER PIXKA BATBERO APUR BAT GEHITZEN DIE KALABAZA ERRETAKO KUBO GOZO HAUEI. NAHI IZANEZ GERO, ERRAZ BAZTERTZEN DA. ZERBITZATU PLATER SINPLE HAU TXERRI ERREAREKIN EDO TXERRI TXULETEKIN.

1 kalabaza (2 kilo inguru), zuritu, hazia eta 1 hazbeteko kubotan moztu

2 koilarakada oliba olio

½ koilaratxo ehotutako kanela

¼ koilaratxo piper beltza

⅛ koilaratxo piper piper

1. Berotu labea 400 °F-ra. Bota kalabazak oliba olioarekin, kanela, piper beltza eta piperbeltza ontzi handi batean. Hornitu labeko zartagin handi bat pergamino paperarekin. Zabaldu kalabaza geruza bakarrean labeko xafla gainean.

2. Egosi 30-35 minutuz edo kalabaza biguna eta ertzetan urreztatu arte, behin edo bitan irabiatuz.

www.ingramcontent.com/pod-product-compliance
Lightning Source LLC
Chambersburg PA
CBHW050351120526
44590CB00015B/1642